Klaus Grünewald

Übungsbuch zur podologischen Biomechanik

Grundlagen für das Selbststudium

Verlag Neuer Merkur GmbH

Bibliografische Informationen der Deutschen Nationalbibliothek
Die Deutsche Nationalbibliothek verzeichnet diese Publikation in der Deutschen Nationalbibliografie; detaillierte bibliografische Daten sind im Internet über http://dnb.ddb.de abrufbar.

Verlagsort: Postfach 12 53, DE-81241 Planegg

Grünewald, Klaus
Übungsbuch zur podologischen Biomechanik, 1. Auflage
ISBN 978-3-95409-039-6

Lektorat: Ulrich Bartel
Layout und grafische Gestaltung: Martina Stolzmann
Druck: Konrad Triltsch Print und digitale Medien GmbH, Ochsenfurt

Vorwort

Die Biomechanik ist ein wichtiges Gebiet der Podologie geworden. In den europäischen Nachbarländern (Belgien, Niederlande, Großbritannien, Spanien, Italien) gehört sie zum Bestandteil des Berufes.

Die Biomechanik erklärt komplexe Zusammenhänge über Ursache und Wirkung einer Funktionseinschränkung oder Fehlbelastung des Fußes und deren mögliche Auswirkung auf den Körper. Diese Kenntnisse ermöglichen darüber hinaus vorbeugende (prophylaktische) Maßnahmen einzusetzen, um vorhersehbare Fußbeschwerden zu vermeiden.

Das Buch ist als Einführung in die Biomechanik gedacht. Es erklärt zunächst auf Grundlage der Anatomie einzelne Schritte zur Untersuchung von Fuß und Bein. Durch Übungsfragen – mit abdeckbaren Antworten – und den Fragestellungen zum Abschluss eines jeden Kapitels kann der Leser seinen Kenntnisstand kontrollieren.

Die in dem Buch vorgestellten Fußbeschwerden sind aus der alltäglichen Praxis entnommen. Der Befund nach einer Fußuntersuchung erfordert in manchen Fällen die Zusammenarbeit mit interdisziplinären Berufsgruppen.

Dieses Buch soll den Einstieg und das Verständnis für die Biomechanik des Fußes erleichtern. Die Antwort auf die Frage des Patienten „Wodurch kommen meine Beschwerden?“ ist danach wissenschaftlich und nicht mehr allein aus der Erfahrung begründbar.

Wenn Sie Zweifel haben, ob ein Podologe Kenntnisse über die Biomechanik benötigt, beginnen Sie einfach mit dem Lesen.

Die ausführlichere Literatur zu diesem Übungsbuch sowie funktionellen Orthosen/ Plantarorthosen zur Behandlung einiger Fußbeschwerden finden Sie in meinem Buch „Theorie der medizinischen Fußbehandlung – Band 3 – Podologische Biomechanik“.

Klaus Grünewald, September 2017

In der podologischen Biomechanik benutzte Abkürzungen und Fremdwörter

A

ab (lat.) = Vorsilbe für „weg von“
Abduktion/abduzieren = Bewegung des Fußes von der Mittellinie des Körpers weg
ad (lat.) = Vorsilbe für „hin zu“
Adduktion/adduzieren = Bewegung des Fußes zur Mittellinie des Körpers hin

B

Ballen = fälschliche (leider noch oft benutzte) Bezeichnung für Formen des Hallux valgus
Bodenreaktionskräfte = Kräfte, die unter dem Fuß durch den Bodenwiderstand entstehen
Bursa (lat.) = Schleimbeutel

C

Calcaneus (lat.) = Fersenbein
Chopart-Gelenk = befindet sich zwischen dem Talus-Kopf und Kahnbein auf der einen und dem Fersenbein und Würfelbein der gegenüberliegenden Seite des Fußskeletts
Crus/cruris (lat.) = Unterschenkel

D

dab = Abkürzung für die Bewegung der Querachse des Chopart-Gelenks in der Transversal-/Sagittal-Ebene (Dorsalextension + Abduktion)
Degeneration = Veränderung oder Rückbildung des Gewebes
Diagnose = Erkennen und bezeichnen eines gesunden bzw. krankhaften Körperzustandes
Digiti (lat.) = Kleinzehen
Dorsalextension/dorsalextendieren = Bewegung (Streckung) des Fußes zum Unterschenkel hin
Dysfunktion = Störung der Funktion

E

engl. = Abkürzung für englisch
entspannte Fersenstellung = Winkelstellung des Calcaneus zum Boden in Gangposition des Fußes und bei entspanntem unteren Sprunggelenk (STG)
Epidermis = Oberhaut
Equinus-Fußtyp = Fußtyp, bei dem das obere Sprunggelenk (Talocrural-Gelenk) keine 10° Dorsalextension erreicht
Equinus = Kurzform für einen Fuß mit eingeschränkter Dorsalextension
Eversion/evertieren = Heben der Innenseite des Fuße von der Mittellinie des Körpers weg

F

Femur = Oberschenkel
Fibula = Wadenbein
fixiert = fest; feststehend
Frontal-Ebene (engl.: frontal plane/FP) = trennt den Körper in einen vorderen und einen hinteren Bereich
funktionell bedingte Fehlstellungen = muskulär bedingte Fehlstellungen

G

Gangposition des Fußes (engl.: angle and base of gait) = Stellung des Fußes während des Gehens oder dem vergleichbaren Stand (siehe auch Winkelstellung)
Gangbreite (engl.: base of gait) = Abstand der Malleolen zueinander während des Gehens oder in Gangposition
Gelenkachse = Achse, um die eine Bewegung des Gelenks stattfindet. Sie steht im rechten Winkel zur jeweiligen Ebene des Gelenks. Verläuft die Bewegung parallel zu den anderen Ebenen, kann keine weitere Bewegung zu den verbleibenden Ebenen stattfinden. (Beispiel: In der Frontal-Ebene führt die Bewegung um ihre Gelenkachse eine Inversion/Eversion aus. Die Bewegungsachse verläuft dann parallel zu der Transversal- und Sagittal-Ebene).
Gelenkachse des 1. Strahls = Verlauf zu 45° in der Sagittal- und Frontal-Ebene
Gelenkachse des Subtalar-Gelenks = Verlauf zu 16° in der Sagittal-Ebene und zu 42° in der Transversal-Ebene
Gelenkachse des 5. Strahls = Verlauf in ungefähr gleicher räumlicher Ausrichtung wie die das untere Sprunggelenk (STG)
Gelenkachse des 1. Metatarsophalangeal-Gelenks (1. Großzehengrundgelenks) = Verlauf in der Sagittal-Ebene und Transversal-Ebene (besitzt Horizontal- und Vertikalachse)
Gelenkachse der interphalangealen Gelenke = Verlauf nur in der Sagittal-Ebene
Genu varum = O-Bein
Genu valgum = X-Bein
Genu recurvatum = Überstreckung des Knies
Goniometer = Anlegegoniometer, ein aus zwei beweglichen Teilen bestehender Winkelmesser
griech. = Abkürzung für griechisch

H

Hallux (lat.) = Großzehe
Hydrogoniometer = Messung eines Winkels durch Schwerkraft (Schwerkraftgoniometer)
Hyperkeratose = übermäßige/gesteigerte Hornhautbildung
Hypermobilität = in der Biomechanik die Beweglichkeit eines Gelenks, das normalerweise Stabilität aufweisen müsste (instabiler Zustand des Gelenks)

I

intertarsale Gelenkmobilität = unbelasteter Zustand des Fußes

intertarsale Gelenkstabilität = belasteter Zustand des Fußes
Inversion/invertieren = Heben der Innenseite des Fußes zur Mittellinie des Körpers hin

K

Kompensation/kompensieren = Ausgleich/ausgleichen
Kontaktphase innerhalb eines Gangzyklus = Zeitraum, in dem beide Füße Bodenkontakt haben, oder allgemein der Kontakt des Fußes mit dem Boden beim Gangzyklus
Kontraktur (lat.) = Zusammenziehen eines Muskels

L

Längsachse des Chopart-Gelenks = Verlauf in der Frontal-Ebene
lat. = Abkürzung für lateinisch
limitus (lat.) = eingeschränkt
Luxation = Verrenkung eines Gelenks mit Verschiebung der Gelenkflächen

M

M. = Abkürzung für Musculus/Muskulus/Muskel
Malleolen = Bezeichnung für laterale (vom Wadenbein) und mediale (vom Schienbein) am Sprungbein endende Knöchel (Malleolengabel)
Metatarsalköpfe = Köpfe der 5 Mittelfußknochen
Metatarsophalangeal-Gelenk = Zehengrundgelenk
Metatarsus primus elevatus = strukturelle Anomalie, bei welcher der 1. Strahl mehr Dorsalextension als Plantarflexion besitzt
Mobilität (lat.) = Beweglichkeit

N

neutrale Fersenstellung = Winkelstellung des Calcaneus zum Boden in Gangposition des Fußes und Neutralstellung des unteren Sprunggelenks (STG)
Neutralstellung des unteren Sprunggelenks (STG) = im Idealfall ist weder eine pronierte noch supinierte Stellung des Gelenks vorhanden (z. B. sind bei der Neutralstellung von 0° zu 2/3 Supination und 1/3 Pronation möglich)

O

Oberes Sprunggelenk (OSG) = Articulatio talocruralis
Os naviculare = Kahnbein

P

pad = Abkürzung für die Bewegung der Querachse des Chopart-Gelenks in der Transversal-/Sagittal-Ebene (Plantarflexion +Adduktion)
Paravan-Scharnier = ein sowohl nach innen als nach außen zu bewegendes Scharnier, das sich für ein Modell zur Darstellung der Tibia-Bewegung in Verbindung mit dem unteren Sprunggelenk (STG) eignet
Parese = unvollständige Lähmung/Erschlaffung der Muskulatur

Pathologien = krankhafte Veränderungen
Pes equinus = ein hauptsächlich auf dem Vorfuß belasteter Fuß und sein damit verbundenes hufähnliches Aussehen (hergeleitet aus dem lateinischen Wort equus = Pferd)
Pes (lat.)/podos (griech.) = der Fuß
plantarflektierter 1. Strahl = besitzt mehr Plantarflexion als Dorsalextension in Bezug zur Ebene der Metatarsalköpfe 2–5
Plantarflexion/plantarflektieren = die Bewegung (Beugung) des Fußes vom Unterschenkel weg
Plurimeter = Hydrogoniometer
Positionen des Fußes = Stellungen des Fußes (z. B. adduziert; abduziert; plantarflektiert)
Pronation = Bewegung des Fußes gleichzeitig in der Frontal-, Sagittal- und Transversal-Ebene (dreidimensionale Bewegung). Die Bewegungen bestehen aus: Abduktion, Dorsalextension und Eversion.
Propulsion (lat.: propulsare) = Abstoßen des Fußes vom Boden zur Vorwärtsbewegung

Q

Querachse des Chopart-Gelenks = Verlauf in der Transversal- und Sagittal-Ebene

R

rigidus (lat.) = versteift
Rückfuß valgus = evertiert stehende Neutralstellung des STG in Bezug zum Boden (zur Auflagefläche des Fußes)
Rückfuß varus = invertiert stehende Neutralstellung des STG in Bezug zum Boden (zur Auflagefläche des Fußes)

S

Sagittal-Ebene (engl.: sagittal plane/SP) = teilt den Körper in einen linken und rechten Bereich
Schritt = der Schritt innerhalb eines Gangzyklus beginnt mit dem Fersenkontakt und endet mit dem darauffolgenden Fersenkontakt desselben Fußes mit der hauptsächlichen Unterteilung in Standphase und Schwungphase
Scherkräfte = entstehen bei der Gangabwicklung durch die gegenläufigen Spannungen zwischen der Hautoberfläche (oder dem darunterliegenden Gewebe) und der Kontaktfläche mit dem Boden (Auflagefläche). Diese Kräfte entwickeln sich durch das Rutschen oder Abdrehen des Fußes während des Ganges.
Schockabsorbtion = Dämpfung des Körper-Aufprallgewichts beim Aufsetzen der Ferse während des Gehens/Laufens
Spastik = krampfartig erhöhter Muskeltonus (Muskelanspannung)
strukturelle Positionen des Fußes = fixierte (feststehende) Stellungen des Fußes (z. B. Pes adduktus, ein feststehender, zur Körpermittellinie gestellter Fuß)
strukturell bedingte Fehlstellungen = knöchern bedingte Fehlstellungen
STG = Abkürzung für Subtalar-Gelenk/unteres Sprunggelenk
Subtalar-Gelenk (STG) = unteres Sprunggelenk (engl.: subtalar joint)

Subtalar varus = invertiert stehende Neutralstellung des STG in Bezug zur Mittellinie des Unterschenkels
Subtalar valgus = evertiert stehende Neutralstellung des STG in Bezug zur Mittellinie des Unterschenkels
Supination = Bewegung des Fußes gleichzeitig in der Frontal-, Sagittal- und Transversal-Ebene (dreidimensionale Bewegung). Die Bewegungen bestehen aus: Adduktion, Plantarflexion und Inversion.
< = Symbol für kleiner als
> = Symbol für größer als
symmetrisch/Symmetrie = gleich, ebenmäßig
Symptome = Äußerungen/Zeichen einer Störung bzw. Krankheit
Synchondrose = tarsale Verschmelzung durch Verbindung mit Knorpelgewebe
Syndesmose = tarsale Verschmelzung durch Verbindung mit Kollagenen oder Bindegewebsfasern
Synostose = tarsale Verschmelzung durch Verbindung mit Knochengewebe

T
Talocrural-Gelenk = oberes Sprunggelenk
Talus = Sprungbein
Tibia = Schienbein
Tibia valga = im distalen Bereich evertiert zum Boden stehende Tibia (Form eines „X“)
Tibia vara = im distalen Bereich invertiert zum Boden stehende Tibia (Form eines „O“)
Tonus = Anspannung des Muskels
Torsion = Drehung um eine Achse
Tractograph = Goniometer/Anlegegoniometer

V
Vorfuß varus = strukturelle Anomalie, bei der die plantare Ebene des Vorfußes invertiert zur plantaren Ebene des Rückfußes steht (in Neutralstellung des STG)
Vorfuß valgus = strukturelle Anomalie, bei der die plantare Ebene des Vorfußes evertiert zur plantaren Ebene des Rückfußes steht (in Neutralstellung des STG)
Vorfuß supinatus = funktionelle (durch Anpassung des Muskelgewebes bedingte) supinierte Stellung des Vorfußes zum Rückfuß
visuell = mit den Augen betrachtet

W
Winkelstellung des Fußes während des Gehens oder in Gangposition (engl.: angle of gait)

1 In der Biomechanik verwendete Grundbegriffe

1.1 Die Ebenen des Körpers

Um Positionen und Bewegungen des Körpers in einem dreidimensionalen Raum bestimmen zu können, wird der Körper in Ebenen aufgeteilt. Sie sind nicht nur eine Orientierungshilfe sondern machen auch eine eindeutige Bezeichnung für die Stellung der Gliedmaße (Extremitäten) möglich.

Die insgesamt drei Hauptebenen lauten:
- **Sagittal-Ebene** (verläuft im rechten Winkel zur Frontal- und Transversal-Ebene)
- **Frontal-Ebene** (verläuft im rechten Winkel zur Sagittal- und Transversal-Ebene)
- **Transversal-Ebene** (verläuft im rechten Winkel zur Frontal- und Sagittal-Ebene)

Die Sagittal-Ebene teilt den Körper in einen linken und rechten Bereich (Abb. 1.1).

Die Frontal-Ebene trennt den Körper in einen vorderen und einen hinteren Bereich (Abb. 1.2).

Die Transversal-Ebene teilt den Körper in eine obere und untere Hälfte (Abb. 1.3).

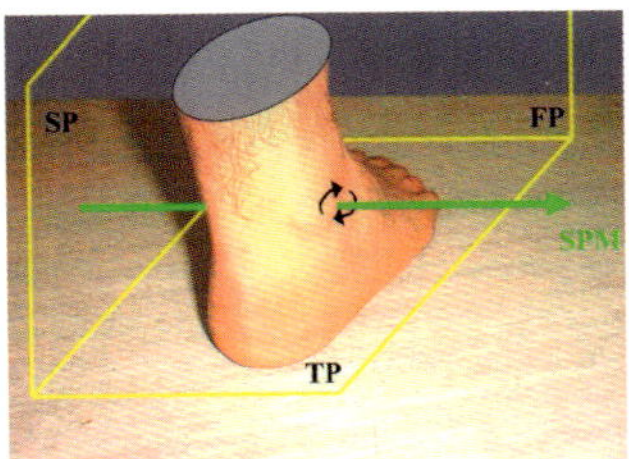

Abb. 1.1 Sagittal-Ebene (SP)* + Bewegungsachse/grün (SPM)

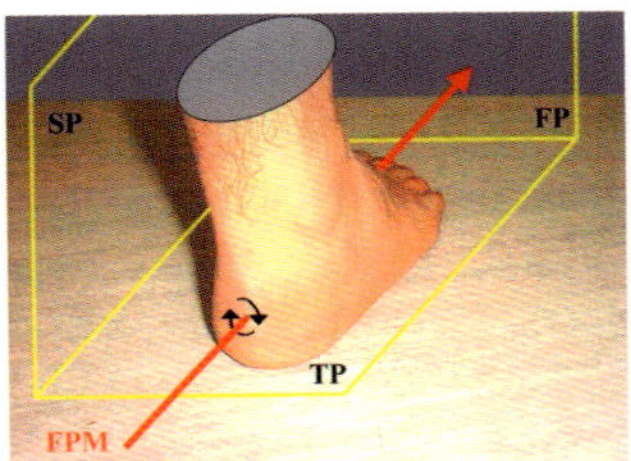

Abb. 1.2 Frontal-Ebene (FP) + Bewegungsachse/rot(FPM)

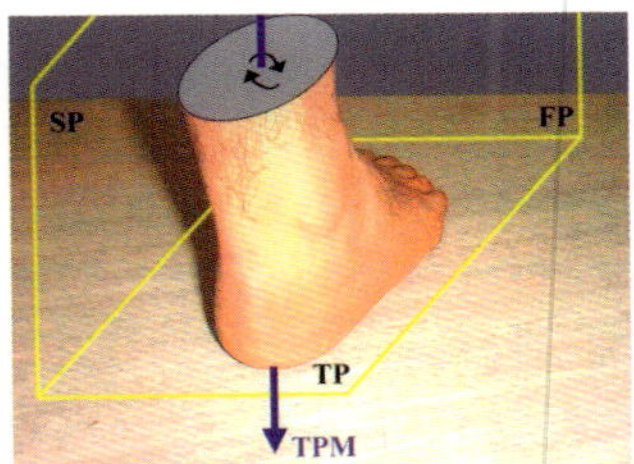

Abb. 1.3 Transversal-Ebene (TP) + Bewegungsachse/schwarz (TPM)

* In den Abbildungen beziehen sich die Abkürzungen auf den in der Literatur üblichen englischen Sprachgebrauch: SP = **S**agittal **P**lane, SPM = **S**agittal **P**lane **M**otion; FP = **F**rontal **P**lane, FPM = **F**rontal **P**lane **M**otion; TP = **T**ransverse **P**lane, TPM = **T**ransverse **P**lane **M**otion

Zur Übung:

linken
rechten

Die Sagittal-Ebene teilt den Körper in einen .... und einen .... Bereich.

Frontal-
Sagittal-

Die Transversal-Ebene verläuft im rechten Winkel zu den anderen zwei Ebenen (z. B. die .... und die .... Ebene) und teilt den Körper in eine obere und untere Hälfte.

Frontal-
Sagittal-
Transversal-

Die Ebene, die den Körper in einen vorderen und hinteren Bereich teilt, heißt .... Ebene.
Die Ebene, die den Körper in einen rechten und linken Bereich teilt, heißt .... Ebene.
Die Ebene, die den Körper in eine in eine obere und untere Hälfte teilt, heißt .... Ebene.

1.2 Die Bewegungen des Fußes in den Ebenen

Bewegungen in einer Ebene

Wenn eine Bewegung parallel zu einer bestimmten Körperebene geschieht, wird dies auch als Bewegung in der bezeichneten Ebene angegeben.

Bespiele:

- Geschieht die Bewegung in der Sagittal-Ebene, wird dies als Bewegung in der Sagittal-Ebene bezeichnet.
- Wenn eine Kniebeugung parallel zur Sagittal-Ebene verläuft, ist dies ebenfalls eine Bewegung in dieser Ebene.

Bewegungsachsen der Ebenen

Um eine Bewegung innerhalb einer Ebene zu beschreiben, besitzt jede Ebene eine Bewegungsachse, die im rechten Winkel zu seiner Ebene steht.

Im Vergleich: Die Tür an einem horizontal angebrachten Schrankscharnier öffnet sich im rechten Winkel zu diesem Scharnier.

Beispiele für die Bewegungsachse in der **Sagittal-Ebene sind Dorsalextension und Plantarflexion.**

Dorsalextension (dorsalextendieren): die Bewegung des Fußes zum Unterschenkel hin.

Plantarflexion (plantarflektieren): die Bewegung des Fußes vom Unterschenkel weg.

In der **Frontal-Ebene** beschreibt die Bewegungsachse eine **Inversion und Eversion.**

Inversion (invertieren): Drehung/Kippen des Fußes zur Mittellinie des Körpers hin.

Eversion (evertieren): Drehung/Kippen des Fußes von der Mittellinie des Körpers weg.

Die Bewegungsachse der **Transversal-Ebene** macht die Bewegungen **Adduktion und Abduktion** möglich.

Adduktion (adduzieren): Bewegung des Fußes zur Mittellinie des Körpers hin (Abb. 1.4).

Abduktion (abduzieren): Bewegung des Fußes von der Mittellinie des Körpers weg (Abb. 1.5).

Die lat. Vorsilbe „ad" bedeutet hin zu; die lat. Vorsilbe „ab" bedeutet weg von.

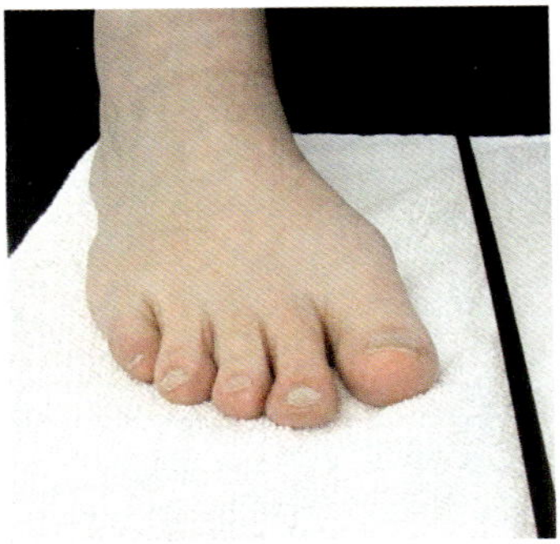

Abb. 1.4 Adduzierter Fuß

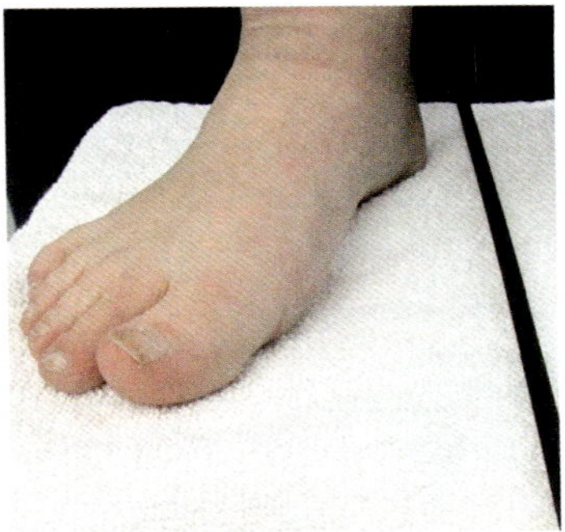

Abb. 1.5 Abduzierter Fuß

1.3 Die Stellungen (Positionen) des Fußes in den drei Ebenen

Die Referenz für eine Fußstellung innerhalb der Sagittal-Ebene ist eine gedachte – transversal verlaufende – Linie durch die Ferse.Wenn der Vorfuß unterhalb der (gedachten transversal verlaufenden) Linie liegt, bezeichnet man dies als plantarflektiert, wenn er darüber liegt, als dorsalextendiert.

Zur Unterscheidung:
Dorsalextendiert bezeichnet eine Stellung, Dorsalextension bezeichnet eine Bewegung.

Zur Übung:

plantarflektiert
dorsalextendiert
dorsalextendiert

Wenn ein Fuß aus 10° Dorsalextension nach 12° plantarflektieren würde, hieße diese Stellung des Fußes ....
Wenn ein Fuß aus 12° Plantarflexion nach 10° dorsalextendieren würde, hieße diese Stellung ....
Wenn ein Fuß aus 12° Plantarflexion nur 10° weniger plantarflektieren würde, hieße diese Stellung ....

Warum lautet die vorangegangene Antwort dorsalextendiert – obwohl der Fuß in einer plantarflektierten Stellung bleibt? Der Grund: Der Fuß bewegt sich zum Unterschenkel hin.

Eine 10° dorsalextendierte Stellung, die nach einer Zeit nur noch zu 5° Dorsalextension aufweist, ist aus einer Plantarflexion hervorgegangen.

Im Rückblick:

Dorsalextension
Plantarflexion
dorsalextendiert
plantarflektiert

Die Bewegungen des Fußes in der Sagittal-Ebene sind .... und ....
Die Stellungen des Fußes in der Sagittal-Ebene sind .... und ....

Die Referenz für eine Fußstellung innerhalb der Frontal-Ebene ist die Mittellinie des Körpers.Wenn der Vorfuß zur Mittellinie des Körpers hin dreht/kippt, nennt man dies **in**vertiert, wenn er von der Mittellinie des Körpers weg dreht/kippt, nennt man es **e**vertiert.

Eversion
Inversion
evertiert
invertiert

Die Bewegungen des Fußes in der Frontal-Ebene sind .... und ....
Die Stellungen des Fußes in der Frontal-Ebene sind .... und ....

Zur Übung:

Frontal-
Inversion

Die invertierten und evertierten Füße beziehen sich auf Stellungen, die sich parallel zur .... Ebene befinden.
Ein Fuß wechselt von 5° Eversion in eine 2° invertierte Stellung. Diese Bewegung wird als .... bezeichnet.

Wenn ein Fuß von 5° Inversion zu 3° Eversion wechselt, wird diese Bewegung als .... bezeichnet. *Eversion*
Wenn ein Fuß von 5° Inversion zu 2° Inversion wechselt, wird die Bewegung als .... bezeichnet. *Eversion*
(Hinweis: Es ist zwischen Stellung und Bewegung zu unterscheiden.)

Die Referenz für eine Fußstellung innerhalb der Transversal-Ebene ist die Mittellinie des Körpers. Wenn der Vorfuß zur Mittellinie des Körpers hin gedreht ist, nennt man dies adduziert, wenn er von der Mittellinie des Körpers weg gedreht ist, abduziert.

Die Bewegungen des Fußes in der Transversal-Ebene sind .... und .... *Abduktion* *Adduktion*
Die Stellungen des Fußes in der Transversal-Ebene sind .... und .... *abduziert* *adduziert*

1.4 Dreidimensionale Bewegungen des Fußes

Es gibt Bewegungen des Fußes, die gleichzeitig in der Frontal-, Sagittal- und Transversal-Ebene stattfinden. Diese Bewegungen in den drei Ebenen teilen sich auf in Pronation und Supination. Nach der allgemein gültigen Definition sind es dreidimensionale Bewegungen.

Die Supination bedeutet das Gegenteil von Pronation.

Die Supination besteht aus den Bewegungen Adduktion, Plantarflexion und Inversion (Abb. 1.6).

Die Pronation besteht aus den Bewegungen der Abduktion, Dorsalextension und Eversion (Abb. 1.7).

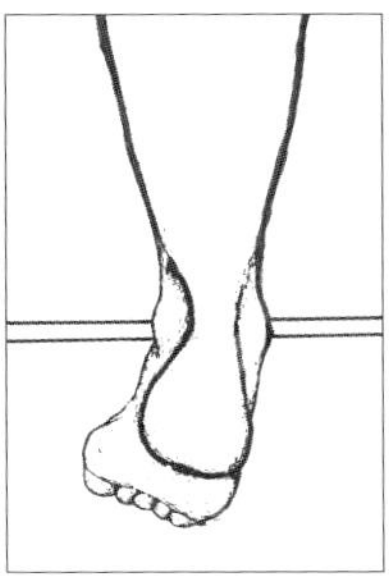

Abb. 1.6 Supination (rechter Fuß)

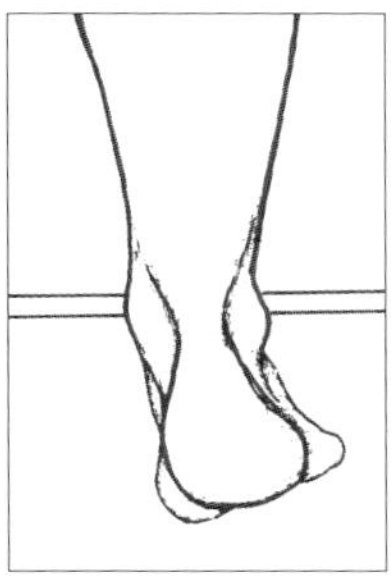

Abb. 1.7 Pronation (rechter Fuß)

Hieraus kann man herleiten, dass eine Pronation den Fuß in einer abduzierten, dorsalextendierten und evertierten Stellung hält.

Nach der Definition führt der Fuß als Bewegung bei der Supination eine Adduktion, Plantarflektion und Inversion aus.

Da es in der Praxis schwer ist, eine dreidimensionale Bewegung zu beurteilen, gilt als Richtwert die Bewegung des unteren Sprunggelenks/Subtalar-Gelenks (STG) in der Frontal-Ebene.

Zur Übung:

Pronation

Die beiden dreidimensionalen Bewegungen des Fußes sind die .... und Supination.

Abduktion
Dorsalextension
Eversion

Die Pronation besteht aus den Bewegungen ...., ... und ....

Adduktion
Inversion
Plantarflexion

Die Supination besteht aus den Bewegungen ...., ... , und ....

1.5 Fixierte strukturelle Stellungen (Positionen) des Fußes

Für eine strukturelle (knöchern/baulich bedingte) Stellung des Fußes wird die lateinische Endung „us" an den Namen angehängt. Sie deutet auf eine fixierte strukturelle Position (Stellung) hin. Demnach bezeichnet das Wort Addukt**us** eine fixierte strukturelle Stellung, bei welcher der Fuß adduziert steht. Abduktus bezeichnet eine fixierte strukturelle Stellung, bei welcher der Fuß abduziert steht.

Der Begriff „Pes abductus" beschreibt einen Fuß, der durch seine fixierte strukturelle Position nach außen gestellt ist. Er zeigt mit seinem distalen Bereich von der Mittellinie des Körpers weg (der Fuß dreht parallel zur Transversal-Ebene).

Bei einem Pes adductus besteht eine fixierte strukturelle Position, bei welcher der Fuß nach innen – zur Körpermittellinie hin – gestellt ist (der Fuß dreht parallel zur Transversal-Ebene.) Es gibt außerdem zwei fixierte Fußstellungen, die sich in der Frontal-Ebene befinden. Sie stellen sich als invertierte/evertierte Positionen mit der lateinischen Bezeichnung „varus“ und „valgus“ dar.

Eine fixierte strukturelle Stellung des Fußes (oder eines Teils davon), die sich invertiert darstellt, wird als „Pes varus“ bezeichnet.
Eine fixierte strukturelle Stellung des Fußes (oder eines Teils davon), die sich evertiert darstellt, wird als „Pes valgus“ bezeichnet.

Zwei weitere fixierte strukturelle Positionen des Fußes beziehen sich auf die Sagittal-Ebene (die zwei Positionen in der Sagittal-Ebene lauten: dorsalextendiert und plantarflektiert).

Wenn sich der Vorfuß in einer fixierten strukturellen Position dorsalextendiert darstellt, wird er beim „Pes calcaneus“-Typ eingereiht (nur der Calcaneus berührt den Boden).

Wenn sich der Vorfuß in der Sagittal-Ebene unterhalb der gedachten – durch die Ferse verlaufenden transversalen Linie – befindet, wird dies als „Pes equinus“ bezeichnet. Das Wort „equinus“ ist aus dem lateinischen „Equus“ (Pferd) abgeleitet. Es bezieht sich auf das hufähnliche Aussehen des Fußes. Die Ferse ist angehoben, nur der Vorfuß berührt den Boden.

Zur Übung:
Zur Unterscheidung: Wenn der Fuß als „Adduktus“ bezeichnet wird, befindet er sich in einer strukturell fixierten Position. Würde der Fuß (oder ein Teil davon) durch aktive Muskelarbeit adduziert, hieße die Bewegung ....

Adduktion

Ebenso würde sich mit der Bezeichnung „Abduktus“ der Fuß in einer strukturell fixierten Stellung befinden, die als .... bezeichnet wird.

abduziert

Der Pes calcaneus bezieht sich auf eine .... Position, bei welcher sich der Vorfuß .... der gedachten transversal verlaufenden Linie durch die Ferse befindet.

fixierte strukturelle
oberhalb

Die beiden fixierten strukturellen Stellungen des Fußes, die allein die Sagittal-Ebene betreffen, nennt man .... und ....

Pes calcaneus
Pes equinus

fixierte strukturell bedingte, plantarflektiert

Der Pes equinus bezieht sich auf eine .... Fußstellung, die sich .... darstellt.

Pes varus
Pes valgus

Die beiden fixierten strukturell bedingten Stellungen des Fußes, die ausschließlich einen Bezug zur Frontal-Ebene haben, sind .... und ....

Pes abductus
Pes adductus

Die fixierten strukturell bedingten Stellungen des Fußes in Bezug zur Transversal-Ebene sind: .... und ....

Zusammenfassung

Hauptebenen:
- Die Sagittal-Ebene teilt den Körper/Fuß in einen linken und rechten Bereich.
- Die Frontal-Ebene trennt den Körper/Fuß in einen vorderen und hinteren Bereich.
- Die Transversal-Ebene teilt den Körper/Fuß in eine obere und untere Hälfte.

Bewegungen des Fußes
(finden in der Bewegungsachse der Ebene statt = im rechten Winkel zur Gelenkachse):

- Dorsalextension/Plantarflexion = Streckung/Beugung des Fußes
- Abduktion/Adduktion = Bewegung von der Mittellinie des Körpers weg/zum Körper hin
- Inversion/Eversion = Drehung zur Mittellinie des Körpers hin/von der Mittellinie weg

Stellungen des Fußes
- dorsalextendiert/plantarflektiert = zum Unterschenkel hin/vom Unterschenkel weg
- abduziert/adduziert = von der Mittellinie des Körpers weg/zur Mittellinie hin
- evertiert/invertiert = Drehung von der Mittellinie des Körpers weg/zur Mittellinie hin
- supiniert/proniert = dreidimensionale Stellung (adduziert, plantarflektiert invertiert/abduziert, dorsalextendiert, evertiert)

Dreidimensionale Bewegungen des Fußes (unbelastet)
- supinieren = adduzieren, plantarflektieren, invertieren
- pronieren = abduzieren, dorsalextendieren, evertieren

Fixierte strukturelle Stellungen des Fußes
- Pes adductus/Pes abductus in Bezug zur Transversal-Ebene
- Pes varus/Pes valgus in Bezug zur Frontal-Ebene
- Pes calcaneus/Pes equinus in Bezug zur Sagittal-Ebene

Fragen

1. Die fixierte Stellung, bei welcher der Fuß parallel zur Transversal-Ebene nach innen zeigt, lautet:
a. Inversion
b. Dorsalextension
c. abductus
d. adductus
e. Eversion

2. Die Inversion geschieht:
a. parallel zur Transversal-Ebene
b. im rechten Winkel zur Transversal-Ebene
c. parallel zur Sagittal-Ebene
d. im rechten Winkel zur Frontal-Ebene
e. parallel zur Frontal-Ebene

3. Die Transversal-Ebene liegt zu welcher der folgenden Ebenen rechtwinkelig?
a. Sagittal-Ebene
b. Frontal-Ebene
c. Querebene
d. a + b
e. a + b + c

4. Die Ebene, welche den Körper in einen rechten und linken Bereich teilt, ist die:
a. Sagittal-Ebene
b. Frontal-Ebene
c. Transversal-Ebene
d. Querebene
e. Tangential-Ebene

5. Die Bewegung des Fußes von 6° Inversion nach 1° Eversion nennt man:
a. Dorsalextension
b. Plantarflexion
c. Inversion
d. Eversion
e. Abduktion

6. Die Bewegung des Fußes von 10° Dorsalextension nach 8° Dorsalextension nennt man:
a. Dorsalextension
b. Plantarflexion
c. Inversion
d. Eversion
e. Abduktion

7. Die Orientierungshilfe, um die dorsalextendierte oder plantarflektierte Stellung zu bestimmen, ist die Sagittal-Ebene.
a. richtig
b. falsch

8. Bei welcher der folgenden Bewegungen bewegt sich der Fuß ausschließlich parallel zur Sagittal-Ebene?
a. Dorsalextension
b. Plantarflexion
c. Pronation
d. a + b
e. a + b + c

9. Der Begriff „Pes calcaneus“ bezieht sich auf:
a. eine fixierte strukturelle Stellung des Fußes in Bezug zur Sagittal-Ebene
b. eine Deformität, die auch den Calcaneus betrifft
c. eine Deformität, bei der nur der Calcaneus nicht den Boden berührt
d. a + b
e. a + b + c

10. Der Vorfuß varus:
a. ist eine fixierte strukturelle Stellung des Fußes
b. deutet auf eine knöchern bedingte Stellung des Fußes hin
c. ist eine abduzierte Stellung des Fußes
d. ist eine andere Bezeichnung für einen bewegten Fuß
e. a + b

11. Wenn der Fuß parallel zur Frontal-Ebene so gekippt ist, dass die plantare Fläche des Fußes zur Mittellinie des Körpers zeigt, nennt man dies:
a. proniert
b. dorsalextendiert

c. abduziert
d. invertiert
e. keine der oben genannten Antworten ist richtig

12. Der Begriff „Supination des Fußes“:
a. bedeutet, dass der Körper in einen linken und rechten Bereich geteilt wird
b. bedeutet, dass der Körper in eine obere und untere Hälfte geteilt wird
c. bezeichnet eine dreidimensionale Bewegung des Fußes
d. bezeichnet eine strukturierte Stellung
e. keine der oben genannten Antworten ist richtig

Lösungen

1.	2.	3.	4.	5.	6.
d	e	d	a	d	b

7.	8.	9.	10.	11	12
a	d	d	e	d	c

2 Die Gelenkachse

2.1 Die Bewegungsachsen und ihre Gesetzmäßigkeiten

(Besonderheiten/Ausnahmen bleiben in diesem Text unberücksichtigt)

Jedes Gelenk des Fußes besitzt eine Achse (= Gelenkachse), um die eine Bewegung stattfindet.

Vergleichbar mit einem Scharnier steht die Bewegungsachse im rechten Winkel zu diesem Gelenk.

Wenn zum Beispiel die Bewegungsachse im rechten Winkel zur Sagittal-Ebene liegt, verläuft sie parallel zur Frontal- und Transversal-Ebene. Es kann **keine** weiteren Bewegungen zu den beiden parallel verlaufenden Achsen geben, da sie sich durch Überschneidung gegenseitig ausschließen.

In der Frontal-Ebene führt die Bewegung um ihre Gelenkachse eine Inversion/Eversion aus. Die Bewegungsachse verläuft dann parallel zu der Transversal- und Sagittal-Ebene.

Wenn eine Bewegung um die Gelenkachse in der Sagittal- und Frontal-Ebene stattfindet, kann die Bewegungsachse nur parallel zur Transversal-Ebene liegen.

Zur Übung:
Eine Bewegungsachse kann zu jeder beliebigen Ebene parallel liegen, in der .... Bewegung stattfindet. *keine*

Wenn die Bewegung in zwei Ebenen stattfindet, liegt die Bewegungsachse nur zu .... Ebene parallel. *einer*

Wenn die Bewegungsachse (z. B. des 1. Strahls) einzig parallel zur Transversal-Ebene verläuft, besteht die Bewegung aus Dorsalextension und Plantarflexion sowie .... und .... *Inversion* *Eversion*

rechten Winkel Eine Bewegung kann nur im .... zur Gelenkachse stattfinden.

2.2 Dreidimensionale Achsen

Das Subtalar-Gelenk (STG – unteres Sprunggelenk) besitzt eine Bewegungsachse, die zu keiner der drei Körperebenen parallel liegt. Hierdurch kann eine dreidimensionale Bewegung stattfinden.

Zur Übung:

keiner Wenn eine Bewegung in allen drei Ebenen stattfindet, liegt die Bewegungsachse zu .... Ebene parallel.

nicht Eine Bewegung – wie die Pronation – deutet darauf hin, dass die Bewegungsachse .... parallel zu den anderen Bewegungsachsen liegt.

Zusammenfassung

Jedes Gelenk des Fußes besitzt eine Gelenkachse, um die eine Bewegung stattfindet bzw. stattfinden kann.

Die Bewegungsachse liegt im rechten Winkel zur Ebene der Gelenkachse.

Wenn die Bewegungsachse eines Gelenks parallel zu einer Ebene oder anderen Ebenen verläuft, kann in dieser/en Ebene/n keine Bewegung stattfinden. Die Bewegungen würden sich durch Überschneidung gegenseitig ausschließen.

Entscheidend für die Bewegungsmöglichkeit eines Gelenks ist seine Lage (Position) in den Ebenen. Wenn seine Bewegungsachse zu allen drei Körperebenen nicht parallel liegt, ist eine Bewegung in allen drei Ebenen möglich (= dreidimensionale Bewegung).

Fragen

1. Zur Gelenkachse geschieht die Bewegung:
a. parallel
b. quer
c. tangential
d. im rechten Winkel
e. schräg gegenüber

2. Wenn eine Bewegungssachse parallel zur Sagittal-Ebene verläuft, kann sie nicht parallel zur Transversal-Ebene liegen:
a. immer wahr
b. immer falsch
c. nur wahr, wenn es keine Bewegung in der Transversal-Ebene gibt
d. nur wahr, wenn es eine Bewegung in der Transversal-Ebene gibt
e. nur wahr, wenn es eine Bewegung in der Sagittal-Ebene gibt

3. Wenn eine Bewegung nur in der Transversal- und Sagittal-Ebene geschieht, welche Bewegungsachse liegt dann parallel?
a. Transversal-Ebene
b. Sagittal-Ebene
c. Frontal-Ebene
d. a + b
e. a + b + c

4. Das Subtalar-Gelenk (STG) besitzt eine dreidimensionale Bewegung. Deshalb:
a. geschieht seine Bewegung in allen drei Körperebenen
b. liegt seine Bewegungsachse nicht parallel zu allen drei Körperebenen
c. liegt seine Achse parallel zu allen drei Körperebenen
d. a + b
e. a + c

5. Eine Bewegungsachse liegt möglicherweise zu jeder Ebene parallel, in der Bewegung stattfindet.
a. richtig
b. falsch

6. Wenn die Bewegung um eine Gelenkachse nur eine Abduktion/Adduktion zeigt, liegt die Bewegungsachse **nicht** parallel zur:
a. Sagittal-Ebene
b. Frontal-Ebene
c. Transversal-Ebene
d. a + b
e. a + b + c

Lösungen

1.	2.	3.	4.	5.	6.
d	d	c	d	b	c

3 Einfluss des Subtalar-Gelenks (STG) auf die Gelenkachsen des Vorfußes

3.1 Die Gelenkachse des 1. Strahls und die Bewegung um diese Achse

Die Gelenkachse des 1. Strahls verläuft zu 45° in der Sagittal- und Frontal-Ebene. Da die Achse zu gleichen Graden in beiden Ebenen verläuft, ist die Bewegung in beiden Ebenen gleich (Abb. 3.1 und 3.2).

Die Bewegungsachse des 1. Strahls liegt nahezu parallel zur Transversal-Ebene. Es bedeutet, dass dort keine Bewegung stattfinden kann.

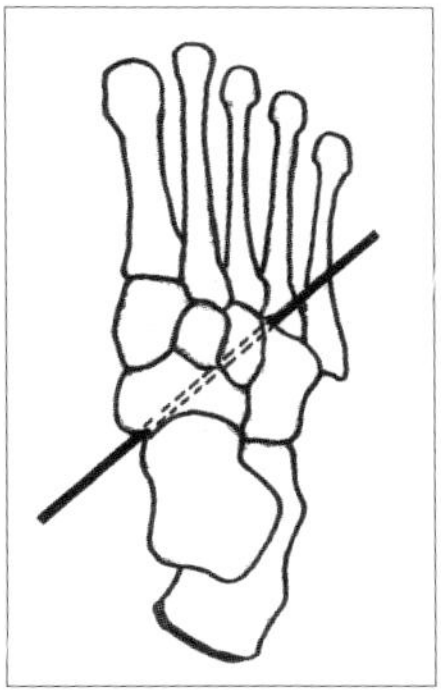

Abb. 3.1 Bewegungsachse des 1. Strahls (Sagittal-Ebene)

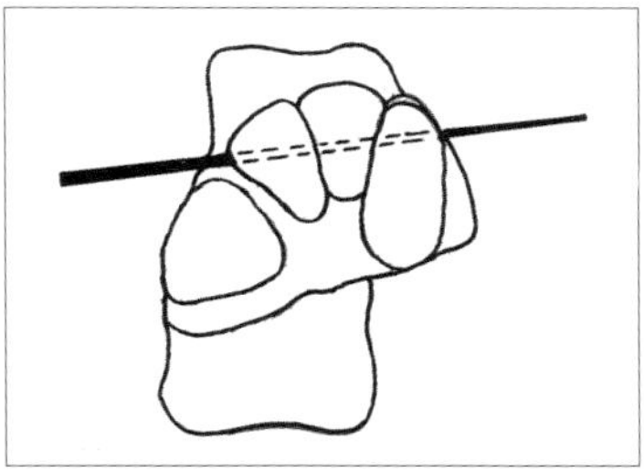

Abb. 3.2 Bewegungsachse des 1. Strahls (Frontal-Ebene)

Es besteht ebenso viel Dorsalextension und Plantarflexion in der Sagittal-Ebene wie Inversion und Eversion in der Frontal-Ebene (mit 5° Inversion/Eversion entstehen ebenfalls 5° Dorsalextension/Plantarflexion).

Durch die gleichen Winkelverhältnisse des 1. Strahls ist mit der Dorsalextension eine Inversion, mit der Plantarflexion eine Eversion verbunden.

Wenn durch Belastung des Fußes der Bodenwiderstand den 1. Strahl nach oben (dorsal) drückt, wird er gleichzeitig dorsalextendieren und invertieren.

Umgekehrt kann eine Kraft den 1. Strahl (z. B. durch den

M. = Musculus/Muskel

Zug des M. peroneus longus) plantarflektieren und ihn gleichzeitig evertieren.

Das Beispiel lässt erkennen, dass die Lage einer Gelenkachse in Bezug zu den Körperebenen mögliche Bewegungen um eine Gelenkachse nachvollziehbar macht.

3.2 Der Einfluss des Subtalar-Gelenks (STG) auf die Bewegung des 1. Strahls

Der Bewegungsumfang des 1. Strahls ist von der Stellung des STG abhängig. Die Bewegung des 1. Strahls nimmt zu, wenn das STG proniert (evertiert, abduziert und dorsalextendiert (Abb. 3.3)).

Umgekehrt verringert sich der Bewegungsumfang des 1. Strahls durch Supination des STG (Inversion, Adduktion, Plantarflexion (Abb. 3.4)).

Dies folgt dem allgemeinen Grundsatz, dass bei Pronation des STG die Beweglichkeit des Fußes allgemein zunimmt, durch Supination des STG dagegen abnimmt und dadurch eine stabile Skelettstruktur entsteht.

Hierdurch wird es dem Fuß zum einen ermöglicht, sich unebenem Gelände anzupassen, zum anderen als Hebel zu wirken, der die Muskulatur für die Propulsion des Körpers unterstützen kann (Propulsion = bewegen/beschleunigen des Körpers nach vorn).

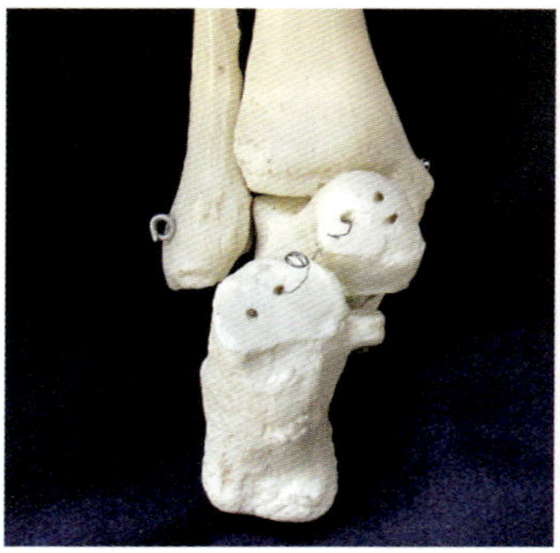

Abb. 3.3 Lockere Skelettstruktur durch STG-Eversion mit Eversion des rechten Calcaneus (= Pronation)

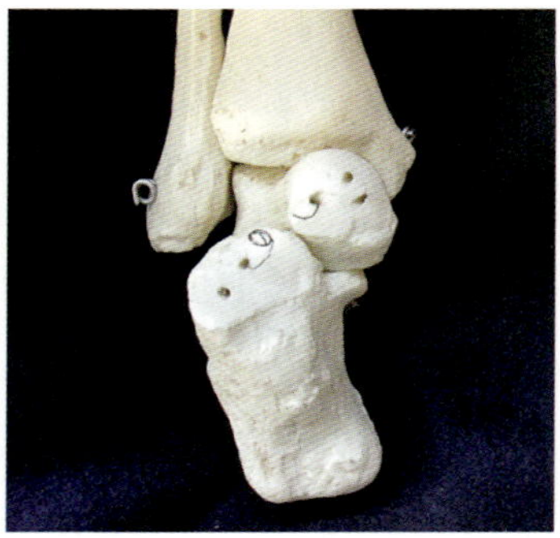

Abb. 3.4 Stabile Skelettstruktur durch STG-Inversion mit Inversion des rechten Calcaneus (= Supination)

(Zur Darstellung wurde das Skelett an der Chopart-Gelenklinie von den übrigen distal liegenden Fußknochen getrennt.)

Hierzu gilt eine weitere Regel, dass ein Gelenk nur dann Stabilität erhält, wenn die proximal liegenden Gelenke Stabilität besitzen.

Da die Pronation (Eversion) die Berührungsflächen des Talus mit dem Calcaneus lockert (beide Knochen bilden das STG), liegt die geringere Stabilität des Gelenks nahe.

Zur Übung:

Der Bewegungsumfang des 1. Strahls wird durch die Stellung des .... beeinflusst. *STG*

Wenn das STG proniert und der Fuß dadurch .... Stabilität besitzt, ist der Bewegungsumfang des 1. Strahls .... *weniger* *erhöht*

Wenn der 1. Strahl mehr dorsalextendiert, ist mehr .... und bei Plantarflexion mehr .... vorhanden. *Inversion* *Eversion*

3.3 Die Bewegungen um die Achse des Subtalar-Gelenks (STG)

Die Achse des STG verläuft zu 16° in der Sagittal-Ebene und zu 42° in der Transversal-Ebene (Abb. 3.5 und 3.6).

Ihre räumliche Ausrichtung verläuft von proximal, lateral und plantar nach distal, medial und dorsal.

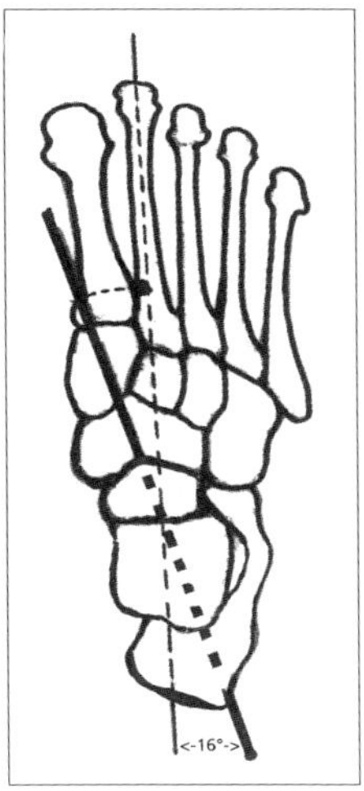

Abb. 3.5 Sagittal-Ebene des STG

Abb. 3.6 Transversal-Ebene des STG

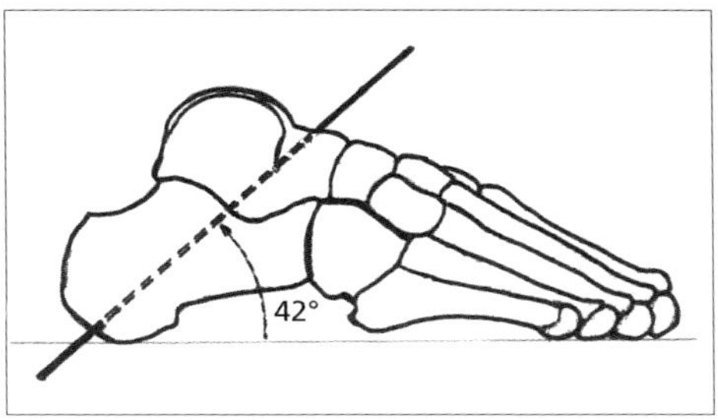

Die Pronation (ohne Belastung des Fußes) ist eine dreidimensionale Bewegung, die durch Abduktion, Dorsalextension und Eversion miteinander verbunden sind.

Die Supination (ohne Belastung des Fußes) ist eine dreidimensionale Bewegung, die durch Adduktion, Plantarflexion und Inversion miteinander verbunden sind.

Zur Übung:

mehr

Wenn das STG mehr Stabilität in supinierter Stellung aufweist, werden die distal davon liegenden Gelenke ebenfalls .... Stabilität besitzen.

nicht

Aus den Bewegungen des STG kann geschlossen werden, dass seine Bewegungsachsen .... parallel zu den drei Körperebenen verlaufen.

3.4 Die Achse des 5. Strahls und seine Bewegung

Die Gelenkachse des 5. Strahls befindet sich in ungefähr gleicher räumlicher Ausrichtung wie die des STG.

Sie verläuft von proximal, plantar, lateral nach distal, medial und dorsal (Abb. 3.7).

Im unbelasteten Zustand lässt die Bewegungsachse des 5. Strahls ebenfalls eine dreidimensionale Bewegung zu.

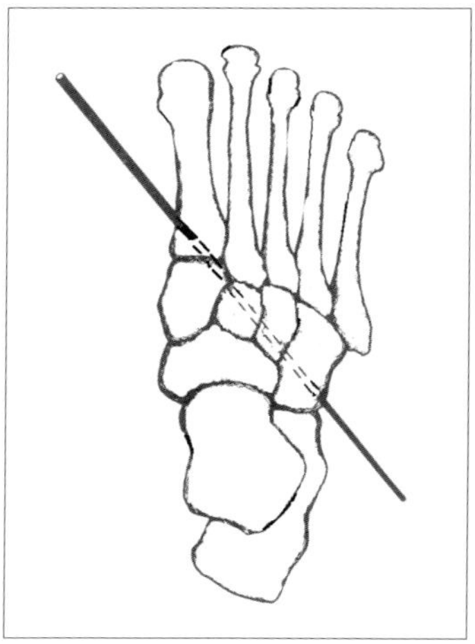

Abb. 3.7 Achse des 5. Strahls in der Sagittal-Ebene

3.5 Die Bewegung und Achsen des 1. Metatarsophalangeal-Gelenks und der interphalangealen Gelenke

Das 1. Metatarsophalangeal-Gelenk (Großzehengrundgelenk) besitzt zusammen mit den interphalangealen Gelenken (Zehengelenken) Bewegungsachsen, die parallel zur Frontal- und Transversal-Ebene liegen.

Das bedeutet, dass sich diese Gelenke nur in der Sagittal-Ebene bewegen (z. B. Dorsalextension und Plantarflexion).

Von diesen Gelenken hat einzig das 1. Metatarsophalangeal-Gelenk eine weitere Bewegungsachse, die parallel zur Frontal- und Sagittal-Ebene verläuft. Diese beiden Achsen des 1. Metatarsophalangeal-Gelenks werden als Horizontal- und Vertikalachse bezeichnet.

Mit seiner Horizontalachse kann das Gelenk dorsalextendieren und plantarflektieren sowie mit der Vertikalachse abduzieren und adduzieren.

Zur Übung:

Bewegungsachsen, die parallel zur Frontal- und Transversal-Ebene liegen, verfügen nur über eine Bewegung in der .... Ebene. In Bezug zur Vertikalachse des 1. Metatarsophalangeal-Gelenks, dessen Bewegungsachse parallel zur Frontal- und Sagittal-Ebene verläuft, ist die Bewegung nur in der .... Ebene verfügbar.

Sagittal-
Transversal-

Die Bewegungen in der horizontalen Achse sind .... und ....
Die Bewegungen in der vertikalen Achse sind .... und ....

Dorsalextension
Plantarflexion
Abduktion
Adduktion

Das 1. Metatarsophalangeal-Gelenk besitzt zwei Bewegungsachsen: eine vertikale, welche parallel zu der .... und .... Ebene verläuft, und eine horizontale, welche parallel zu der .... und .... Ebene verläuft.

Frontal-
Sagittal-
Frontal-
Transversal-

Die zwei Gelenkgruppen, deren Bewegungsachsen parallel zur Frontal- und Transversal-Ebene verlaufen, sind das .... und die ....

1. Metatarsophalangeal-Gelenk;
interphalangealen Gelenke

3.6 Die Bewegung und Achsen des Chopart-Gelenks

Das Chopart-Gelenk des Fußes befindet sich zwischen dem Talus-Kopf und Kahnbein auf der einen und dem Fersenbein und Würfelbein auf der benachbarten Seite.

Die zwei Achsen des Chopart-Gelenks nennen sich Längs- und Querachse.

Obwohl dreidimensionale Bewegungen um die Achsen des Chopart-Gelenks stattfinden, sind einige Bewegungen in den Ebenen so klein, dass sie für die Podologie unbedeutend sind.

Es werden daher nur die wichtigsten Bewegungen des Chopart-Gelenks beschrieben.

Die Bewegung um die Längsachse verläuft parallel zur Transversal- und Sagittal-Ebene. Deshalb findet hier die Bewegung nur in der Frontal-Ebene statt (z. B. Inversion und Eversion (Abb. 3.8)).

Für das zweite Chopart-Gelenk – die Querachse – liegt die Bewegungsachse nahezu parallel zur Frontal-Ebene. Es sind deshalb Bewegungen in der Transversal- und Sagittal-Ebene möglich.

Die Bewegungen der Querachse des Chopart-Gelenks sind miteinander verbunden. Mit der Dorsalextension geschieht gleichfalls eine Abduktion, mit der Plantarflektion eine Adduktion.

Durch die Lage der Achsen ist der Bewegungsumfang der Querachse größer, der von Längsachse kleiner. Beide (Längs- und Querachse) können sich unabhängig voneinander bewegen.

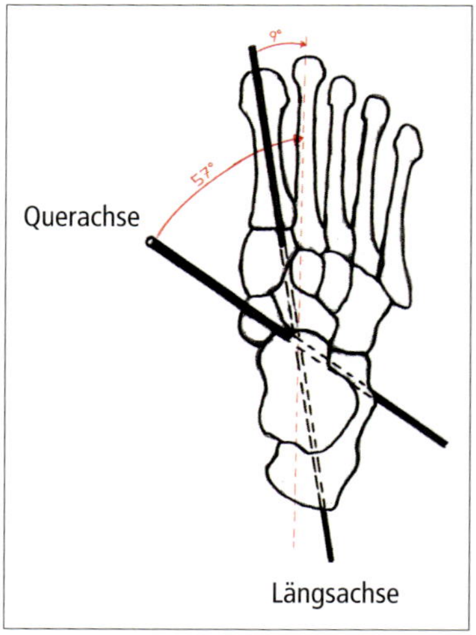

Abb. 3.8 Querachse und Längsachse des Chopart-Gelenks

Zur Übung:
Mit welchen Bewegungsachsen verläuft die Längsachse des Chopart-Gelenks parallel?

Transversal-Ebene
Sagittal-Ebene

Da die Bewegungsachse der Längsachse des Chopart-Gelenks parallel zur Transversal- und Sagittal-Ebene verläuft, liegt ihre einzig mögliche Bewegung in der Frontal-Ebene. Dies sind die .... und ....

Inversion
Eversion

Die Bewegungen um die Querachse des Chopart-Gelenks liegen parallel zur .... Ebene. Die einzigen Bewegungen sind folglich nur in der .... und ....Ebene möglich.

Frontal-
Transversal-
Sagittal-

Die Bewegungen um die Querachse des Chopart-Gelenks sind 2 Bewegungen verbunden durch:
1.) .... mit .... und 2.) .... mit ....

Dorsalextension
Abduktion
Plantarflektion
Adduktion

Zusammenfassung

Erster Strahl

Die Achsen des 1. Strahls verlaufen zu ungefähr gleichen Graden (45°) in der Frontal- und Sagittal-Ebene.

Zu gleichen Graden ist die Bewegung in der Frontal-Ebene (Inversion/Eversion) und der Sagittal-Ebene (Dorsalextension/Plantarflexion) möglich.

STG-Einfluss auf die Bewegung des 1. Strahls

Der Bewegungsumfang des 1. Strahls nimmt durch Pronation des STG zu, durch Supination des STG ab.

Er unterstützt zusammen mit dem STG die Anpassung des Fußes an unebenes Gelände (Zunahme des Bewegungsumfangs) oder durch Abnahme des Bewegungsumfangs (Supination) die Fähigkeit des Fußes zur Propulsion.

Achse und Bewegung des Subtalar-Gelenks (STG)

Von der Stellung des STG werden viele Gelenke des Fußes beeinflusst. Es ist ein dreidimensionales Gelenk mit den Bewegungen Supination (Inversion, Adduktion und Plantarflexion) und Pronation (Eversion, Abduktion und Dorsalextension). Seine Achsen liegen in der Sagittal- und Transversal-Ebene.

Achse und Bewegung des 5. Strahls

Die Achse des 5. Strahls liegt in gleicher räumlicher Ausrichtung wie die des STG (= dreidimensionale Bewegung).

Achse und Bewegung des 1. Metatarsophalangeal-Gelenks und der interphalangealen Gelenke

Ihre Bewegungsachsen verlaufen parallel zur Frontal- und Transversal-Ebene. Das bedeutet, dass sich diese Gelenke nur in der Sagittal-Ebene bewegen (z. B. Dorsalextension und Plantarflexion). Einzig das 1. Metatarsophalangeal-Gelenk besitzt neben der Horizontal-Achse eine weitere, sogenannte Vertikal-Achse mit der Bewegung: Abduktion/Adduktion.

Achsen und Bewegungen des Chopart-Gelenks

Das Chopart-Gelenk besitzt ebenfalls zwei Achsen: die Längs- und Querachse.

Die Bewegung um die Längsachse findet nur in der Frontal-Ebene statt (Bewegung: Inversion/Eversion). Die Bewegung um die Querachse des Chopart-Gelenks liegt nahezu parallel zur Frontal-Ebene. Ihre Bewegungen in der Transversal- und Sagittal-Ebene sind miteinander verbunden: mit der Dorsalextension ist eine Abduktion, mit der Plantarflexion eine Adduktion verbunden.

Die Längs- und Querachse können sich unabhängig voneinander bewegen.

Fragen

1. Die Supination des STG vermindert den Bewegungsumfang des 1. Strahls:
a. richtig
b. falsch

2. Der 1. Strahl besitzt den gleichen Winkel von 45° zur:
a. Sagittal-Ebene
b. Frontal-Ebene
c. Transversal-Ebene
d. a + b
e. a + c

3. In Bezug zur Bewegung des 1. Strahls ist die Dorsalextension gekoppelt mit dem gleichen Betrag an:
a. Adduktion
b. Abduktion
c. Inversion
d. Eversion
e. Supination

4. Eine Achse, die zu 42° in der Transversal-Ebene und zu 16° in der in der Sagittal-Ebene liegt, beschreibt die:
a. Metatarsophalangeale Gelenkachse
b. Längsachse des Chopart-Gelenks
c. Querachse des Chopart-Gelenks
d. STG-Achse
e. Achse des oberen Sprunggelenks

5. Wenn das STG supiniert, werden die distal davon liegenden Gelenke:
a. nicht beeinflusst
b. mehr Stabilität besitzen
c. zu einem gelockerten Gelenkverbund
d. sind Berührungsflächen des Calcaneus und Talus fester miteinander verbunden
e. b + d

6. Mit einer Dorsalextension der Querachse des Chopart-Gelenks muss ebenfalls verbunden sein:
a. Adduktion
b. Abduktion
c. Inversion
d. Eversion
e. Supination

7. Die STG Achse verläuft von:
a. proximal, medial, plantar nach distal, lateral, dorsal
b. proximal, medial, dorsal nach distal, lateral, plantar
c. proximal, lateral, dorsal distal nach medial, plantar
d. proximal, lateral, plantar nach distal, medial, dorsal
e. keine der oben genannten Antworten trifft zu

8. Das Chopart-Gelenk ist das einzige Gelenk des Fußes mit 2 Achsen.
a. richtig
b. falsch

9. In welchen Ebenen finden die Bewegungen des Chopart-Gelenks statt?
a. Sagittal-Ebene
b. Frontal-Ebene
c. Transversal-Ebene
d. a + b
e. a + c

10. Bewegungsachsen, die parallel zur Frontal- und Transversal-Ebene verlaufen, beschreiben die Achse:
a. der interphalangealen Gelenke
b. der metatarsophalangealen Gelenke
c. des 5. Strahls
d. a + b
e. a + b + c

11. Die Längsachse des Chopart-Gelenks bewegt sich hauptsächlich in welcher Ebene?
a. Sagittal-Ebene
b. Frontal-Ebene
c. Transversal-Ebene
d. a + b
e. a + c

12. Die Achse des 5. Strahls lässt eine dreidimensionale Bewegung zu:
a. richtig
b. falsch

Lösungen

1.	2.	3.	4.	5.	6.
a	d	c	d	e	b

7.	8.	9.	10.	11	12
d	b	e	d	b	a

4 Die Fortbewegung

Der Gangzyklus und die Funktion des Fußes während des Gehens

4.1 Definitionen

Der Schritt innerhalb eines Gangzyklus beginnt mit dem Fersenkontakt und endet mit dem darauffolgenden Fersenkontakt desselben Fußes.

Die Abläufe innerhalb dieses Gangzyklus bestehen im Wesentlichen aus zwei Teilen: der Standphase und der Schwungphase.

Zu zirka 60 % liegt die gesamte Standphase in dem belasteten Abschnitt des Fußes, die Schwungphase zu zirka 40 % in dem unbelasteten.

Um die Bewegungsabläufe im Stadium der Fußbelastung leichter beschreiben zu können, unterteilt man die Standphase in insgesamt 5 Abschnitte (Abb. 4.1):

- den Fersenkontakt
- die frühe Standphase
- die späte Standphase
- die Fersenanhebung
- Zehenabstoß mit dem Abheben der Zehen

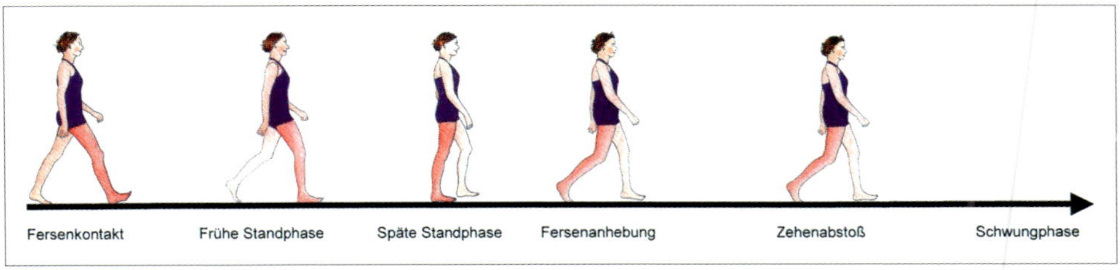

Abb. 4.1 Bewegungsabläufe im Stadium der Fußbelastung. Die Schwungphase des Beines/Fußes beginnt mit dem Abheben der Zehen und endet mit dem Fersenkontakt desselben Fußes.

Am Ende der späten Standphase beginnt die Fortbewegung des Körpers nach vorn mit dem Abstoß des Fußes/der Zehen vom Boden, der sogenannten Propulsion.

Bei der Gesamtbelastung des Fußes verteilen sich:

- zirka 30 % auf die Fersenkontaktphase (Aufsetzen des proximalen Fersenrandes bis zur Fersenbelastung)
- zirka 40 % auf die frühe bis späte Standphase und

- zirka 30 % auf die Propulsionsphase (späte Standphase mit dem Abheben der Zehen)

Die Dauer der Phasen kann – je nach Konstitution des Körpers – variieren.

Innerhalb des Gangzyklus gibt es eine **Kontaktphase** beider Füße, in der sie im gleichen Zeitraum Bodenkontakt besitzen. Sie liegt zwischen dem Fersenkontakt des einen und dem Zehenabstoß (späte Standphase) des gegenüberliegenden Fußes (Abb. 4.2).

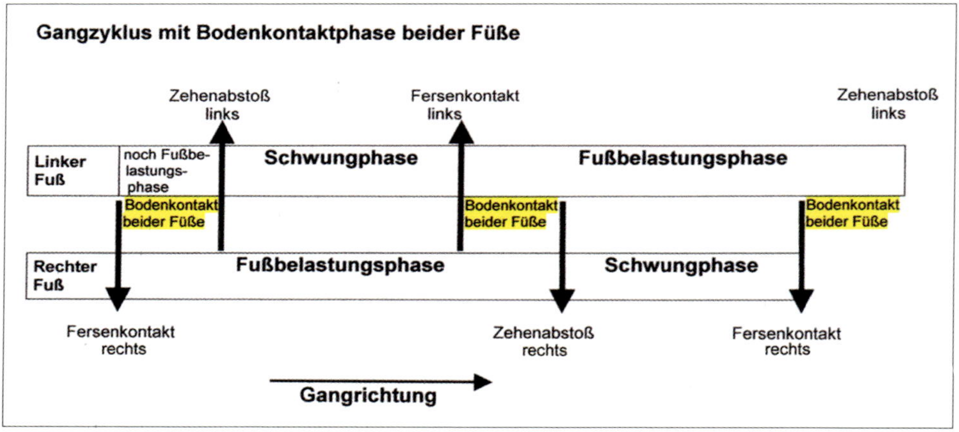

Abb. 4.2 Gangzyklus mit Bodenkontaktphase beider Füße

Zur Übung:

60 Die gesamte Standphase nimmt ....% des Gangzyklus ein.

Fersenkontakt
frühe Standphase
späte Standphase
Fersenanhebung
Zehenabstoß/Abheben der Zehen

Die 5 Unterteilungen der Standphase lauten in der Reihenfolge: .... , ..., ... und ....

Abheben der Zehen

Nach dem Anheben der Ferse tritt der letzte Teil der Standphase ein, das .... desselben Fußes.

Die Phase zwischen dem Anheben der Ferse (= späte Standphase) und dem Abheben der Zehen des gleichen Fußes nennt man ....phase. *Propulsions-*

Die Kontaktphase des rechten Fußes liegt zwischen dem Fersenkontakt des .... Fußes und dem Abheben der Zehen des .... Fußes. *einen gegenüberliegenden*

Nach der Fersenkontaktphase folgt direkt die .... phase. *frühe Stand-*

4.2 Die Funktion des Fußes innerhalb des Gangzyklus

Innerhalb der Schwungphase proniert der frei schwingende Fuß zunächst. Er verkürzt damit den Abstand des Fußes vom Boden, um den Bodenkontakt zu vermeiden. Anschließend wechselt er in die Supination (Abb. 4.3) zur Vorbereitung auf den Fersenkontakt. Die Supination verfestigt die Gelenkstrukturen des Fußes zur Schockabsorbtion (= Dämpfung des Körper-Aufprallgewichts beim Aufsetzen der Ferse während des Gehens).

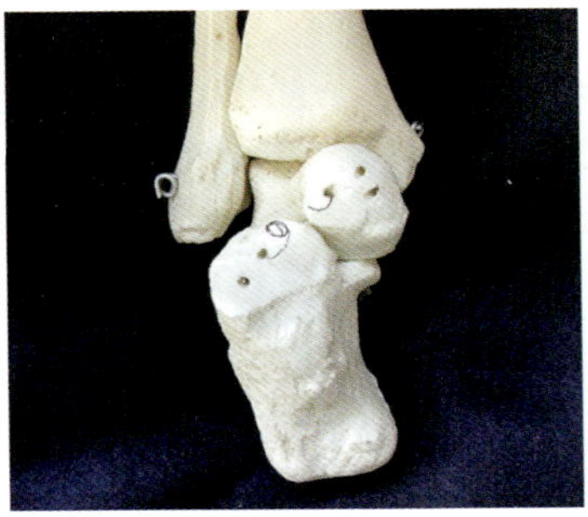

Abb. 4.3 Inversion des Calcaneus (Supination) (Darstellung am Fußskelett)

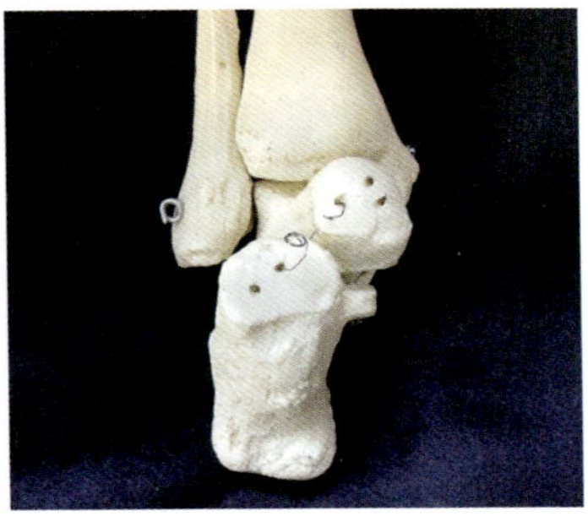

Abb. 4.4 Eversion des Calcaneus (Pronation) (Darstellung am Fußskelett)

Während der Belastung der Ferse – in der frühen Standphase – proniert das STG (Abb. 4.4), um den Fuß an unebenes Gelände anpassungsfähig zu machen. Anschließend setzt wiederholt die Supination des STG bis hin zur Propulsionsphase ein, um dem Fuß eine Hebelfunktion zu geben (Abb. 4.5).

Als stabiler Hebel kann der Fuß das Körpergewicht mit großer Effektivität nach vorn beschleunigen. Stände das Subtalargelenk (STG) während der Propulsionsphase und beim Abheben der Zehen proniert, würde der Fuß beweglich bleiben. Die Muskelarbeit würde sich erhöhen und mehr Energie benötigen, um das Körpergewicht nach vorn zu bewegen/zu beschleunigen.

Einige Fußpathologien verursachen eine anomale Pronation während und am Ende der Propulsion. Das Ergebnis ist eine erhebliche Muskelüberlastung.

Außerdem verursacht die anomale Pronation während der Propulsionsphase einen instabilen Zustand jener Gelenke (= Hypermobilität), die normalerweise Stabilität zeigen müssten. Weitere Folgen sind anomale Scherkräfte zwischen den Knochen und der Haut des Vorfußes. Das zuerst Genannte führt zu Luxationen (Verrenkungen) der Gelenke, das letztere lässt Hyperkeratosen entstehen (mehr darüber in Kapitel 11).

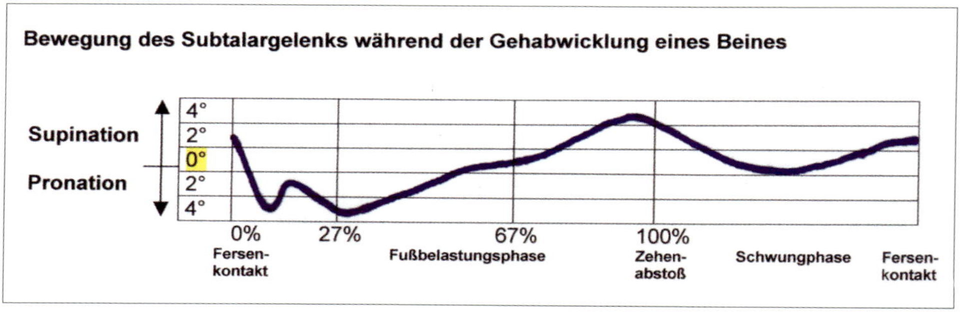

Abb. 4.5 Darstellung der Supinations-/Pronationsphasen des STG während des Gehens

Zur Übung:

Pronation
Supination

Während der Schwungphase geht der Fuß zuerst in die .... und anschließend in die ....

proniert

Nach der Kontaktphase (in der das STG .... steht) supiniert das STG bis zum Ende der Propulsionsphase.

Propulsions-

Die Muskelüberlastung des Fußes und Beines kann von der pronierten Stellung des STG in der ....phase herrühren.

Fragen

1. Die Kontaktphase beider Füße liegt direkt zwischen dem Fersenkontakt des einen und der späten Standphase des gegenüberliegenden Fußes.
a. richtig
b. falsch

2. In welchem Teil des Gangzyklus wird der Fuß aus seiner Anpassungsfähigkeit heraus zu einem stabilen Hebel?
a. in der Kontaktphase
b. im Laufe der Standphase
c. in der Propulsionsphase
d. in der Schwungphase
e. c + d

3. Der Bereich des Gangzyklus zwischen dem Abheben der Zehen und dem Fersenkontakt desselben Fußes nennt man:
a. Kontaktphase
b. Pronation
c. Propulsionsphase
d. Standphase
e. Schwungphase

4. Während der Schwungphase supiniert der Fuß zuerst und proniert anschließend.
a. richtig
b. falsch

5. Die Reihenfolge der gesamten Standphasen-Einteilung in Kurzform lautet:
a. Propulsions-, Kontakt-, Standphase
b. Propulsions-, Stand-, Kontaktphase
c. Kontakt-, Stand-, Propulsionsphase
d. Kontakt-, Propulsions-, Standphase
e. Stand-, Kontakt-, Propulsionsphase

6. Welcher Teil des Gangzyklus liegt zwischen dem Fersenkontakt und dem Abheben der Zehen des gleichen Fußes?
a. Kontaktphase
b. Standphase
c. Propulsionsphase
d. Schwungphase
e. c + d

7. Unmittelbar nach dem Fersenkontakt proniert zunächst das STG.
a. richtig
b. falsch

8. Die Überlastung der Fuß- und Beinmuskulatur kann überwiegend durch die pronierte Stellung des STG hervorgerufen sein, kurz:
a. vor dem Fersenkontakt
b. nach dem Fersenkontakt
c. der Vorfußbelastung
d. der Standphase
e. vor dem Abheben der Zehen

9. Es ist wichtig, dass das STG während der Propulsionsphase supiniert, um aus dem Fuß einen stabilen Hebel zu machen.
a. richtig
b. falsch

10. In welchem Teil des Gangzyklus ist der Fuß in der Lage, sich hauptsächlich unebenem Boden anzupassen?
a. kurz nach dem Fersenkontakt
b. kurz vor dem Fersenkontakt
c. in der Propulsionsphase
d. in der Standphase
e. in der Schwungphase

Lösungen

1.	2.	3.	4.	5.	6.	7.	8.	9.	10.
a	b	e	b	c	b	a	e	a	a

5 Einfluss des Subtalar-Gelenks auf die Stabilität/Mobilität der angrenzenden Gelenke

Der Funktion des Subtalar-Gelenks (STG) beeinflusst unmittelbar die umgebenden Gelenke wie Calcaneus, Talus und Os naviculare. Die Position des STG bewirkt entweder eine Verschränkung der angrenzenden Gelenke (= Stabilität) oder ihre Lockerung (= Mobilität).

Da der Talus (einschließlich des oberen Sprunggelenks) eine zentrale Stellung einnimmt sowie alle an der STG-Bewegung beteiligten Gelenkflächen berührt, wurde der Begriff **„intertarsal“** geprägt. Für den Zustand der gelenkigen Verbindungen (ob beweglich oder unbeweglich) werden jeweils die Begriffe „Mobilität“/“Stabilität“ angehängt.

5.1 Definition der intertarsalen Gelenkmobilität und Gelenkstabilität

Die intertarsale Gelenkmobilität und -stabilität bezieht sich auf unbelastete bzw. belastete Stadien des Fußes. Wenn der Fuß **unbelastet** ist, spricht man von einer **intertarsalen Gelenkmobilität.** Im Gegensatz dazu spricht man von einer **intertarsalen Gelenkstabilität**, wenn der Fuß **belastet** ist.

5.2 Bewegungen des STG bei intertarsaler Gelenkmobilität

Das STG führt dreidimensionale Bewegungen bei der intertarsalen Gelenkmobilität aus.
Im Rückblick:
Die Schwungphase während der Gangabwicklung ist ein Beispiel für die intertarsale Gelenkmobilität. In der ersten Hälfte der Schwungphase proniert das STG. Gegen Ende der Schwungphase supiniert das STG.

Die Bewegungen des STG werden durch die Stellung des Calcaneus sichtbar ausgeführt. Mit der Pronation wird der Calcaneus:

- abduzieren (von der Mittellinie des Körpers weg zeigen)
- evertieren (die plantare Fußfläche von der Mittellinie des Körpers wegdrehen) und
- dorsalextendieren (zum Fußrücken hin strecken)

Umgekehrt würde der Calcaneus mit der Supination:
- adduzieren (zur Mittellinie des Körpers hin zeigen) und
- invertieren (die plantare Fußfläche zur Mittellinie des Körpers hin drehen)
- plantarflektieren (vom Fußrücken weg beugen)

Bei der intertarsalen Gelenkmobilität des STG bewegt sich der Calcaneus um den Talus. Der Talus funktioniert in diesem Zustand als starre Verlängerung des Unterschenkels.

Die am STG beteiligten Knochen bewegen sich um die Bewegungsachse des STG. Bei der Pronation des STG (bei intertarsaler Gelenkmobilität) bedeutet dies, dass der Calcaneus – der distal von der Achse liegt – die Bewegungen Abduktion, Eversion und Dorsalextension ausführt; bei der Supination des STG (bei intertarsaler Gelenkmobilität) führt er die Bewegungen Adduktion, Inversion und Plantarflexion aus.

Zur Übung:

Abduktion
Eversion

Bei der Pronation des STG in intertarsaler Gelenkmobilität bewegt sich der Calcaneus um den Talus in Form von Dorsalextension, ... und ....

Calcaneus

Bei der intertarsalen Gelenkmobilität des STG werden Pronation und Supination durch die Bewegung des .... sichtbar.

Gelenkmobilität

Der Talus funktioniert als unbewegliche Verlängerung des Unterschenkels bei intertarsaler .... des STG.

5.3 Bewegungen des STG bei intertarsaler Gelenkstabilität

Bei der intertarsalen Gelenkstabilität des STG bewegen sich der Talus und Calcaneus in unterschiedlichen Ebenen.
Der **Calcaneus** bewegt sich **nur** in einer, der **Frontal-Ebene** (Inversion/Eversion).
Der **Talus** bewegt sich in **zwei Ebenen**:
- der Transversal-Ebene (Adduktion/Abduktion) und der
- Sagittal-Ebene (Dorsalextension/Plantarflexion)

Die intertarsale Gelenkstabilität des STG steht im Kontrast zur Gelenkmobilität.

In der Praxis bedeutet dies, dass sich die proximal der Bewegungsachse des STG liegenden Knochen bei der Gelenkstabilität entgegen der STG-Richtung bewegen.

Daraus folgt, dass bei der Pronation des STG bei intertarsaler Gelenkstabilität der Calcaneus evertiert, aber der Talus entgegengesetzte Anteile der Pronation in der Sagittal- und Transversal-Ebene ausführt. Das bedeutet, dass der Talus adduziert und plantarflektiert.

Bei der Supination des STG invertiert der Calcaneus (bei intertarsaler Gelenkstabilität), der Talus abduziert und dorsalextendiert (Tab. 5.1).

	Intertarsale Gelenkmobilität	**Intertarsale Gelenkstabilität**
Pronation	Calcaneus: - Eversion - Abduktion - Dorsalextension Talus: - unbewegt	Calcaneus: - Eversion Talus: - Adduktion - Plantarflexion
Supination	Calcaneus: - Inversion - Adduktion - Plantarflexion Talus: - unbewegt	Calcaneus: - Inversion Talus: - Abduktion - Dorsalextension

Tab. 5.1 Gegenüberstellung der intertarsalen Gelenkmobilität und -stabilität des STG

Zur Übung:

invertiert

Mit der Supination des STG bei intertarsaler Gelenkstabilität wird der Calcaneus .... sein.

proniert

Während des Fersenkontakts .... das STG bei intertarsaler Gelenkstabilität.

Frontal-

Da der Calcaneus – bei der Pronation des STG in intertarsaler Gelenkstabilität – distal der STG-Achse liegt, wird er sich in seiner vorgegebenen Ebene – der ....Ebene – bewegen.

dorsalextendiert abduziert

Wenn sich das STG bei intertarsaler Gelenkstabilität in einem supinierten Zustand befindet, wird der Talus (proximal der STG-Achse) .... und .... sein.

supiniert

Man kann während der Stand- und Propulsionsphase während des Ganges sehen, dass der Calcaneus invertiert und der Talus abduziert und dorsalextendiert. Dies geschieht, weil das STG bei intertarsaler Gelenkstabilität ....

supiniert

Während der zweiten Hälfte der Schwungphase .... das STG bei intertarsaler Gelenkmobilität.

Frontal-

Bei der intertarsalen Gelenkstabilität des STG bewegt sich der Calcaneus nur in der ....Ebene.

nicht

Um dem Fuß während der Schwungphase vor dem Fersenkontakt Stabilität zu verleihen, supiniert das STG. Während dieser Zeit bewegt sich der Talus ....

proniert

Während der ersten Hälfte der Schwungphase steht das STG bei intertarsaler Gelenkmobilität ....

Der Calcaneus invertiert adduziert und plantarflektiert.

In welche Richtung(en) bewegen(t) sich der/die Knochen während der intertarsalen Gelenkmobilität bei der STG-Supination?

Der Calcaneus evertiert, der Talus plantarflektiert und adduziert.

In welche Richtung(en) bewegen(t) sich bei der STG-Pronation der/die Knochen während der intertarsalen Gelenkstabilität?

Fragen

1. In Bezug zur intertarsalen Gelenkstabilität bewegt sich der Talus in den Ebenen:
a. Sagittal-
b. Frontal-
c. Transversal-
d. a + b
e. a + c

2. Unmittelbar nach dem Fersenkontakt wird der Calcaneus normalerweise:
a. plantarflektieren
b. dorsalextendieren
c. supinieren
d. invertieren
e. evertieren

3. Bei intertarsaler Gelenkstabilität funktioniert der Talus als unbewegliche Verlängerung des Unterschenkels.
a. richtig
b. falsch

4. Bei intertarsaler Gelenkmobilität zeigt die STG-Pronation eine:
a. Eversion
b. Abduktion
c. Dorsalextension
d. a + b
e. a + b + c

5. Während der zweiten Hälfte der Schwungphase erlebt das STG eine:
a. Supination bei intertarsaler Gelenkmobilität
b. Pronation bei intertarsaler Gelenkmobilität
c. Pronation bei intertarsaler Gelenkstabilität
d. Supination bei intertarsaler Gelenkstabilität
e. nichts von oben Genanntem

6. In intertarsaler Gelenkstabilität wird bei der STG-Pronation der Calcaneus evertieren, der Talus abduzieren und dorsalextendieren.
a. richtig
b. falsch

7. Bei der Pronation des STG in intertarsaler Gelenkstabilität wird die Tibia
a. invertieren
b. evertieren
c. nach außen drehen
d. nach innen drehen
e. dorsalextendieren

8. Der Talus funktioniert als unbewegliche Verlängerung des Unterschenkels in der:
a. Kontaktphase
b. mittleren Standphase
c. Propulsionsphase
d. Standphase
e. Schwungphase

9. Der Calcaneus evertiert, wobei der Talus plantarflektiert und adduziert, während der gesamten:
a. Kontaktphase der Ferse
b. mittleren Standphase
c. Propulsionsphase
d. a + b
e. b + c

10. Bei der Pronation des STG in intertarsaler Gelenkstabilität supiniert der Talus in der Sagittal- und Transversal-Ebene.
a. richtig
b. falsch

Lösungen

1.	2.	3.	4.	5.	6.	7.	8.	9.	10.
e	e	b	e	a	b	d	e	a	b

6 Das Subtalar-Gelenk (STG) – seine Funktion während des Gehens

6.1 Die Neutralstellung des STG innerhalb des Gangzyklus

Die Neutralstellung des STG beschreibt seine Stellung in der Frontal-Ebene, bei der im Idealfall weder eine pronierte noch eine supinierte Stellung des Gelenks vorhanden ist. Sie gilt als Referenzpunkt bei der Fußuntersuchung für:

- den Bewegungsumfang des STG (und damit Einfluss auf den Talus und der Kniegelenkdrehung)
- das Vorfuß-Rückfuß-Verhältnis (zur Erkennung einer strukturellen Veränderung des Fußes und wichtig für den Negativabdruck zur Herstellung einer Orthose)
- die Bestimmung des Bewegungsumfangs des 1.Strahls, des Talocruralgelenks (oberen Sprunggelenks) und
- die Beurteilung des Gangbildes im Vergleich zur Auswertung der klinischen Untersuchung. Die Werte daraus sollten sich im Gangbild wiederfinden lassen (Abb. 6.1).

Im Rückblick

Die Gehabwicklung eines Beines kann in Kurzform eingeteilt werden in (siehe auch Kap. 4):

- Belastungsphase des Fußes (Fersenkontakt, Standphase)
- Abheben/den Abstoß der Zehen
- Schwungphase

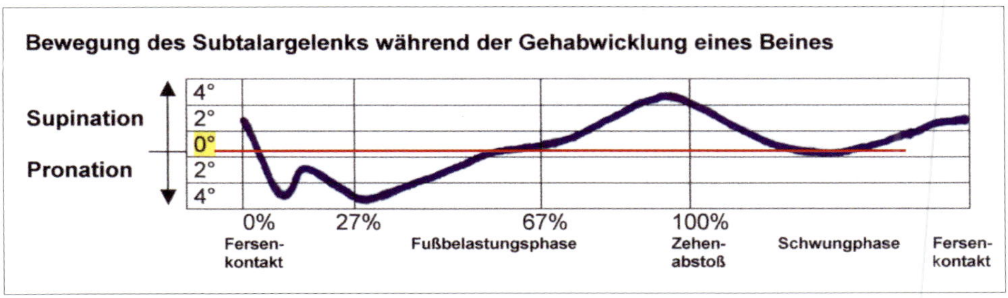

Abb. 6.1 An den Schnittpunkten der roten Linie mit dem blauen Kurvenverlauf befindet sich der Fuß in Neutralstellung. Die Schnittpunkte dafür sind erkennbar: nach dem Fersenkontakt; in der Fußbelastungsphase; in der Schwungphase

Erklärung zum Kurvenverlauf

Unmittelbar nach dem Fersenkontakt steht das STG leicht supiniert und proniert anschließend, wobei die Neutralstellung des STG kurz durchlaufen wird. Es folgt eine Anpassung an die Bodenbeschaffenheit in der Pronationsphase (geschlängelte Kurve). Gegen Ende der Fußbelastungsphase wechselt das STG in die Supination (zum Abstoß der Zehen vom Boden). Während der Schwungphase proniert das STG leicht, um anschließend durch Supination den Fersenkontakt vorzubereiten.

Diese Supination ist notwendig, damit der Fuß – zur Vorbereitung auf den Fersenkontakt – mehr Stabilität erreicht.

Die pronierte Stellung des STG während der Schwungphase setzt ein, damit der Fuß Abstand vom Boden gewinnt und das Bein frei nach vorne schwingen kann.

Der Energieaufwand des Körpers für die Pronation – um den Kontakt mit dem Boden zu vermeiden – ist relativ gering. Ohne STG-Pronation wäre besonders die Muskulatur der Hüfte und des Oberschenkels notwendig, um den Abstand des Fußes vom Boden zu vergrößern.

Zur Übung:

supiniert

Zum Ende der Schwungphase .... das STG in der intertarsalen Gelenkmobilität.

proniert

Nach dem Fersenkontakt .... das STG bei intertarsaler Gelenkstabilität.

Für den Wechsel von der Supination in die Pronation (während der Kontaktphase der Ferse) gibt es zwei wesentliche Funktionen des STG in der intertarsalen Gelenkstabilität:

1. die ergänzende Schock- (Gewichts-) Absorption, wenn das Körpergewicht auf die untere Extremität übertragen wird.
2. die Möglichkeit zur Anpassung des Fußes an unebenes Gelände.

Zur Übung:

supinierter

Unmittelbar nach dem Fersenkontakt befindet sich das STG zunächst in leicht .... Stellung.

evertiert
adduziert
plantarflektiert

Im Rückblick: während der STG-Pronation bei intertarsaler Gelenkstabilität .... der Calcaneus. Der Talus .... und ....

Während der Kontaktphase der Ferse gibt es zwei wesentliche Funktionen der STG-Pronation bei intertarsaler Gelenkstabilität:
sie erlauben dem Fuß, sich .... anzupassen und die Belastung des Fußes durch das auftreffende Körpergewicht zu ....

unebenem Gelände
absorbieren

Patienten, bei denen das STG versteift wurde (= Arthrodese), geht die Schockabsorption des STG verloren. Hierdurch tritt einige Jahre nach der Operation eine schnellere Degeneration des oberen Sprunggelenks sowie des Knie- und Hüftgelenks ein.

Falls eine Pathologie besteht, die eine normale STG-Pronation während der Kontaktphase nicht ermöglicht, ist die Schockabsorption vermindert. Dies führt ebenfalls zu degenerativen Gelenkveränderungen der unteren Extremitäten.

Auch ist die Anpassungsfähigkeit an unebenes Gelände deutlich eingeschränkt.

Zur Übung:

Während der ersten Schwungphasenhälfte zeigt das STG eine ....

Pronation bei intertarsaler Gelenkmobilität

Während der Kontaktphase der Ferse wechselt das STG in die ....

Pronation bei intertarsaler Gelenkstabilität

In der frühen Fußbelastungsphase, die mit dem .... des .... Fußes beginnt, ... das STG bei intertarsaler Gelenkstabilität.

Abheben der Zehen
gegenüberliegenden
supiniert

Obgleich das STG zum Ende der Standphase hin supiniert, steht es noch in pronierter Stellung bis kurz vor der Fersenanhebung, wenn über die Neutralstellung hinweg die Supination eintritt.

Die gleiche Situation ist vorhanden, wenn das STG – unmittelbar nach dem Fersenkontakt – von der Supination über die Neutralstellung in die Pronation wechselt.

Zur Übung:

Während der Propulsionsphase macht die STG-Supination – mit der fortschreitenden intertarsalen Gelenkstabilität – aus dem Fuß einen mehr und mehr stabilen Hebel. Dies dient dazu, den Körper in der .... nach vorn zu bewegen.

Propulsionsphase

invertiert
abduziert
dorsalextendiert

Während der Stand- und Propulsionsphase steht das STG .... , der Talus .... und ....

proximal

Der Talus abduziert und dorsalextendiert während der STG-Supination mit intertarsaler Gelenkstabilität, weil er .... zur STG-Achse liegt.

Schwung

Die intertarsale Gelenkmobilität des STG besteht während der .... phase.

proniert

Während der ersten Hälfte der Schwungphase steht das STG bei intertarsaler Gelenkmobilität ....

6.2 Drehung der Tibia in Bezug zur STG-Bewegung

Bei der STG-Bewegung in intertarsaler Gelenkmobilität funktioniert der Talus als Verlängerung des Unterschenkels (der Tibia) und bewegt sich nicht in Bezug zur Bewegung des STG.

Bei der STG-Bewegung in intertarsaler Gelenkstabilität bewegt sich der Talus mit der Tibia in der Transversal-Ebene. Wenn sich die Tibia nach innen dreht, adduziert der Talus in der Transversal-Ebene (und plantarflektiert). Bei der Supination des STG dreht die Tibia nach außen, der Talus abduziert (und dorsalextendiert). Die Adduktion/Abduktion des Talus mit der STG-Bewegung bei intertarsaler Gelenkstabilität ist ein Teil der Pronation/Supination.

An einem schematisierten Modell des Fußes und Beines mit Paravan-Scharnier* lässt sich die Drehung der Tibia (bei Pronation/Supination des STG) anschaulich nachvollziehen (Abb. 6.2 und 6.3).

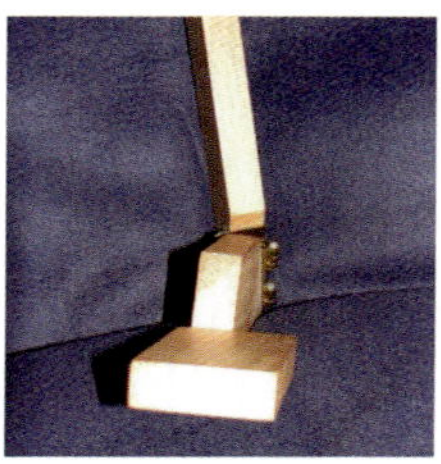

Abb. 6.2 Modell des rechten Fußes und Beines bei STG-Pronation und Innendrehung der Tibia

Abb. 6.3 Modell des rechten Fußes und Beines bei STG-Supination und Außendrehung der Tibia

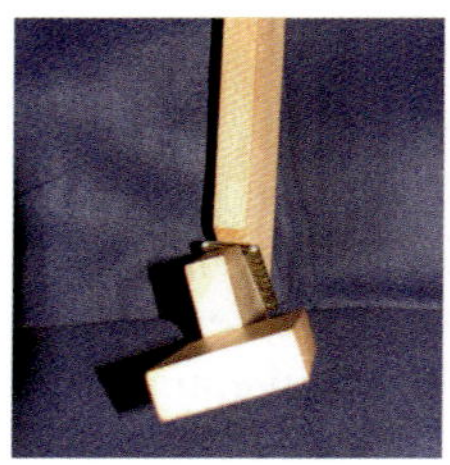

*Ein Paravan-Scharnier kann sowohl nach innen als auch nach außen klappen.

Zur Übung:

Wenn sich der Talus und das STG bei intertarsaler Gelenkstabilität mit der Tibia bewegen, wird man eine Pronation bei intertarsaler Gelenkstabilität und ebenso eine .... der Tibia sehen.

Innendrehung

In gleicher Weise wird eine Außendrehung der Tibia und eine .... des STG bei intertarsaler Gelenkstabilität eintreten.

Supination

Bei immer mehr Patienten sieht man eine starke STG-Pronation bei intertarsaler Gelenkstabilität. Bei ihnen wird eine deutlichere .... der Tibia beobachtet.

Innendrehung

Diese Innendrehung der Tibia kann oft eine anomal große Belastung des Kniegelenks verursachen. Es ist nicht ungewöhnlich, dass speziell Läufer über diese Knieprobleme klagen. Sie sind eine Folge der starken .... des STG bei intertarsaler Gelenkstabilität.

Pronation

An diesem Beispiel der intertarsalen Gelenkstabilität, bei der proximal des STG Gelenkstrukturen beeinflusst werden, zeigt sich auf Dauer auch die Auswirkung auf die Gelenke und Muskeln der Hüfte und Wirbelsäule.

Die hauptsächlichen Funktionen der Fersenkontaktphase mit der Pronation des STG bei intertarsaler Gelenkstabilität sind die .... und die Anpassung des Fußes an .... Gelände.

Schockabsorption
unebenes

Mit Beginn des Teils der Standphase (die mit dem Abheben .... des gegenüberliegenden Fußes beginnt) .... das STG bei intertarsaler Gelenkstabilität.

der Zehen
supiniert

Setzt sich die Supination bei intertarsaler Gelenkstabilität zu einem großen Teil in der Propulsionsphase fort? ....

ja

Die fortschreitende Supination bei intertarsaler Gelenkstabilität während der .... und der .... macht aus dem Fuß einen .... Hebel.

Standphase
Propulsionsphase
stabilen

invertiert
abduziert
dorsalextendiert

In der Propulsionsphase .... der Calcaneus, wobei der Talus .... und ....

Transversal-

Bei intertarsaler Gelenkstabilität bewegen sich der Talus und die Tibia zusammen in der ....Ebene.

Fragen

1. Die Anpassung des Fußes an unebenes Gelände und die Schockabsorption sind hauptsächliche Funktionen der:
a. Fersenkontaktphase
b. Standphase
c. Propulsionsphase
d. Schwungphase
e. talaren Knorpelschicht

2. Der Talus abduziert und dorsalextendiert bei Pronation des STG bei intertarsaler Gelenkstabilität.
a. richtig
b. falsch

3. Das STG erreicht seine Neutralstellung in der Standphase kurz:
a. nach dem Fersenkontakt
b. vor dem Fersenkontakt
c. vor dem Anheben der Ferse
d. a + b
e. a + c

4. Kurz nachdem die Schwungphase beginnt, proniert das STG.
a. richtig
b. falsch

5. In welcher Stellung steht das STG unmittelbar nach der Fersenkontakt?
a. stark proniert
b. leicht proniert
c. stark supiniert
d. leicht supiniert
e. neutral

6. Das STG erreicht seine Neutralstellung zum Ende der Standphase, nachdem es die gesamte Standphase hindurch supiniert war.
a. richtig
b. falsch

7. Bei der Bewegung des STG bei intertarsaler Gelenkstabilität bewegt der Talus die Tibia in welcher Ebene?
a. Sagittal-
b. Transversal-
c. Frontal-
d. a + b + c
e. Der Talus bewegt sich nicht mit der Tibia in intertarsaler Gelenkstabilität.

8. Eine starke Pronation des STG bei intertarsaler Gelenkstabilität kann Folgendes verursachen:
a. eine starke Innendrehung der Tibia
b. eine starke Außendrehung der Tibia
c. Kniebeschwerden
d. a + c
e. b + c

9. Während der Stand- und Propulsionsphase macht die fortschreitende Supination bei intertarsaler Gelenkstabilität den Fuß zu einem mehr und mehr stabilen Hebel.
a. richtig
b. falsch

10. Der Talus wirkt als Verlängerung des Unterschenkels und bewegt sich nicht in Bezug zur Bewegung des STG bei:
a. der Supination bei intertarsaler Gelenkmobilität
b. der Supination bei intertarsaler Gelenkstabilität
c. der Pronation bei intertarsaler Gelenkmobilität
d. a + b
e. a + c

Lösungen

1.	2.	3.	4.	5.	6.	7.	8.	9.	10.
a	b	e	a	d	b	b	d	a	e

7 Der Bewegungsumfang des Subtalar-Gelenks (STG) und die Bestimmung seiner Neutralstellung

In der Praxis lassen sich die dreidimensionalen Bewegungen des STG in allen drei Ebenen nicht messen. Stattdessen werden die Bewegung des Calcaneus als Richtwert für die STG-Bewegung in der Frontal-Ebene herangezogen.

Da der Calcaneus distal von der STG-Achse liegt, wird er bei intertarsaler Gelenkstabilität durch Supination invertieren (Abb. 7.1), durch die Pronation evertieren (Abb. 7.2).

Wenn vom Bewegungsumfang des STG gesprochen wird, ist es üblich, sich auf die Grade der Inversion und Eversion des Calcaneus zu beziehen. Obwohl von einer Bewegung des Calcaneus in der Frontal-Ebene gesprochen wird, kann in diesem einzigen Fall für die Inversion der Begriff Supination und für die Eversion der Begriff Pronation verwendet werden.

7.1 Neutralstellung und Bewegungsumfang des STG

Die STG-Stellung zwischen Supination und Pronation eines normalen Fußes wird Neutralstellung genannt. Mit anderen Worten steht der normale Fuß hier weder supiniert noch proniert.

Im Durchschnitt liegt der gesamte Bewegungsumfang des STG bei zirka 30° Bewegung des Calcaneus in der Frontal-Ebene (in der Praxis ermittelter Wert.) Der Mindestbetrag für den Bewegungsumfang des STG für die Fortbewegung beträgt 10°.

Wenn der Patient 30° Bewegungsumfang des STG besitzt, liegt die Neutralstellung des STG bei 10° Pronation und 20° Supination. (Diese Werte beziehen sich auf einen normalen Fuß, dessen Betrag für die Supination doppelt so hoch ist wie für die Pronation.)

Eine andere Benennung für Zusammensetzung des gesamten STG-Bewegungsumfangs kann aus Anteilen bestehen: 1/3 für die Pronation und 2/3 für die Supination des ermittelten Bewegungsumfangs.

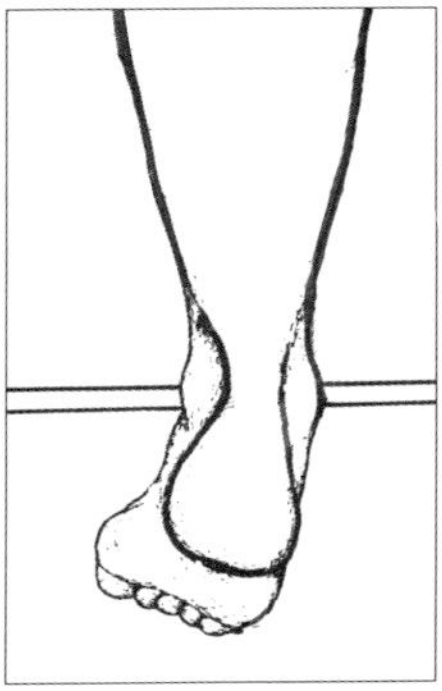

Abb. 7.1 Supination des STG, rechter Fuß (2/3 seines Bewegungsumfangs)

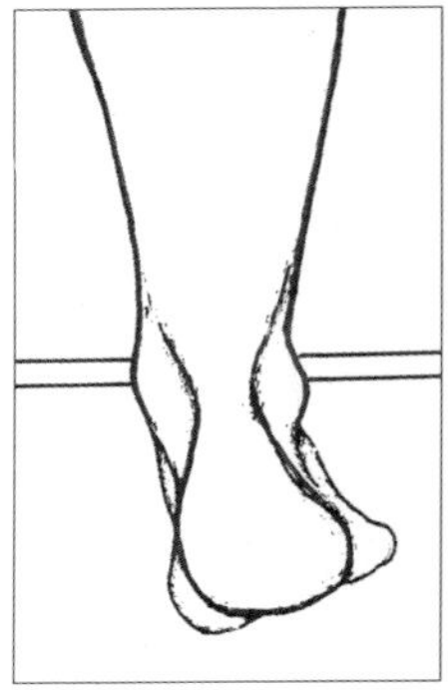

Abb. 7.2 Pronation des STG, rechter Fuß (1/3 seines Bewegungsumfangs)

Zur Übung:

30 Der Durchschnitt des in der Praxis gemessenen STG-Bewe-
10 gungsumfangs liegt bei .....°.
Frontal- Das Minimum für den STG-Bewegungsumfang, der für die Fortbewegung notwendig ist, beträgt ....°. Diese Werte für die Fersenbewegung werden in der ....Ebene gemessen.

30 Der gesamte Bewegungsumfang des STG liegt im Durchschnitt
Frontal- bei zitka .....° Bewegung des Calcaneus in der ....Ebene.

Um die normale STG-Funktion und -Bewegung richtig einschätzen zu können, muss die Messung im unbelasteten Zustand des Fußes (= intertarsale Gelenkmobilität) während der biomechanischen Untersuchung der unteren Extremitäten vorgenommen werden.

Um eine reale Frontal-Ebene des Fußes zu erhalten, muss sich der Unterschenkel in gerader Linie mit dem Oberschenkel befinden. Um diese Stellung zu stabilisieren, wird der Unterschenkel des gegenüberliegenden Beines auf den Unterschenkel des zu untersuchenden Fußes gelegt. Anschließend werden die Mittellinien für das hintere (posteriore) distale Drittel des Unterschenkels und für die hintere (posteriore) Fersenseite (mit einem wasserlöslichen Filzstift) markiert. Der Bewegungsumfang des STG wird in Bezug zur distalen Mittellinie des Unterschenkels mit leichter Dorsalextension des Fußes zum einen durch Inversion, zum anderen durch Eversion der Ferse mit dem Goniometer gemessen (Abb. 7.3).

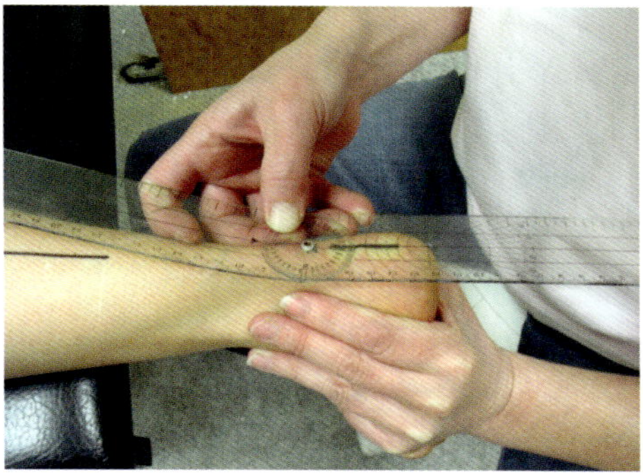

Abb. 7.3 Anlegen des Goniometers zur Messung des STG-Bewegungsumfangs bei intertarsaler Gelenkmobilität (Scharnier-Drehpunkt des Goniometers liegt in Höhe des Subtalar-Gelenks). Bezugslinien sind das posteriore untere Drittel der Mittellinie des Unterschenkels und die posteriore Mittellinie der Ferse.

7.2 Zur Ermittlung der STG-Neutralstellung

1. Beispiel

Der Calcaneus weist in Bezug zur Unterschenkel-Mittellinie 8° Eversion und 22° Inversion auf. Der Bewegungsumfang des STG beträgt hier insgesamt 30° (Summe aus Inversion + Eversion).

Um die Neutralstellung des STG zu ermitteln, muss diejenige Stellung gefunden werden, bei der doppelt so viel Supination wie Pronation vorhanden ist.

In diesem Fall befindet sich die Neutralstellung 2° invertiert (in Bezug zur Unterschenkel-Mittellinie). Von dieser 2° invertierten Ferse aus sind dann 10° Pronation und 20° Supination verfügbar. Hiermit ist die Regel erfüllt, dass das STG mit seiner Neutralstellung von 2° Inversion 1/3 der Pronation und 2/3 der Supination verwenden kann.

Eine andere Methode zur Berechnung der STG-Neutralstellung ist die, den Betrag des Sollwertes für die Eversion des STG (= 10°) von der gemessenen Ferseneversion (8°) abzuziehen.

Demnach lautet nach diesem Beispiel die Berechnung der Neutralstellung:

Der gesamte Bewegungsumfang des STG beträgt 30°. Nach der Regel 1/3 Eversion + 2/3 Inversion sollte das STG 10° Eversion (Pronation) erreichen. Von den gemessenen 8° Eversion werden nun 10° (die das STG erreichen soll) subtrahiert. Es verbleiben -2°. Das Minuszeichen vor der Zahl bedeutet, dass die STG-Stellung 2° invertiert sein muss, um seine Neutralstellung (weder supiniert noch proniert) zu erreichen. Mit anderen Worten: Bei der invertierten Stellung der Ferse von 2° werden 10° Eversion (Pronation) und 20° Inversion (Supination) erreicht.

Anmerkung:
Ein positives Vorzeichen würde (nach dieser Berechnungsart) bedeuten, dass die Stellung evertiert ist.

Zur Übung:

distalen
intertarsaler Gelenkmobilität

Zur Bestimmung der Neutralstellung des STG wird die Bewegung des Calcaneus in der Frontal-Ebene in Bezug zum .... Drittel des Unterschenkels bei .... gemessen.

Mittellinie
distalen

Zur Erleichterung der Messung werden Markierungen verwendet, welche die .... der Ferse und des .... Drittels des Unterschenkels festlegen.

halb

Die Neutralstellung des STG befindet sich immer an dem Punkt, an dem der Betrag der Pronation nur .... so groß ist wie der Betrag der Supination.

2. Beispiel

Die Untersuchung bei intertarsaler Gelenkmobilität des Patienten ergibt folgende Werte:
7° Eversion der Ferse in Bezug zur Unterschenkel-Mittellinie
20° Inversion der Ferse in Bezug zur Unterschenkel-Mittellinie
27 Der Bewegungsumfang des STG beträgt: .... °.

9
18

Der Sollwert für die Pronation nach dem Bewegungsumfang des STG beträgt: ....°.

Der Sollwert für die Supination nach dem Bewegungsumfang des STG beträgt: ....°.

invertiert

Durch Subtraktion nach der vorher beschriebenen Methode verbleiben -2°. Das bedeutet, dass die Neutralstellung des STG in Bezug zur Unterschenkel Mittellinie 2° .... liegt.

Wenn die Kalkulation klar ist, kann man sehr schnell erkennen, zu welchem Betrag die Neutralstellung des STG (invertiert oder evertiert) zur Unterschenkel-Mittellinie liegt.

3. Beispiel
Die Untersuchung bei intertarsaler Gelenkmobilität des Patienten ergibt folgende Werte:
8° Eversion der Ferse in Bezug zur Unterschenkel-Mittellinie
16° Inversion der Ferse in Bezug zur Unterschenkel-Mittellinie
Der Bewegungsumfang des STG beträgt: .... °. *24*

Der Sollwert für die Pronation nach dem Bewegungsumfang des STG beträgt: ....°. *8*

Der Sollwert für die Supination nach dem Bewegungsumfang des STG beträgt: ....°. *16*

Durch Subtraktion nach der vorher beschriebenen Methode verbleiben ....°. *0*

Der Wert „0“ bedeutet, dass die Neutralstellung des STG in Bezug zur Unterschenkel-Mittellinie parallel verläuft.

Zur Übung:
Als Maß für die dreidimensionale Bewegung des STG wird die ....Ebene des .... benutzt. *Frontal- Calcaneus*

Nur wenn über die STG-Bewegung gesprochen wird, kann die Inversion des Calcaneus als STG-....................... und die Eversion der Ferse als STG-.......................... bezeichnet werden. *Supination Pronation*

Ein Minimum von ....° Bewegungsumfang des STG sind für die Fortbewegung notwendig. *10*

Vom Bewegungsumfang des STG beträgt der Anteil für die Pronation .... und für die Supination *1/3 2/3*

Die Bewegung des STG wird in der Praxis gemessen, indem eine .... die Mitte der hinteren Ferse und des distalen Drittels vom Unterschenkel markiert. *Linie*

Das STG besitzt – gemessen von seiner Neutralstellung – .... so viel Supination wie Pronation. *doppelt*

Fragen

1. Der Fuß ist weder proniert noch supiniert, wenn das sich STG in Neutralstellung befindet.
a. richtig
b. falsch

2. Der gesamte STG-Bewegungsumfang wird durch die Bewegung des Calcaneus in der Frontal-Ebene ausgedrückt. Der Durchschnitt liegt bei:
a. 10°
b. 15°
c. 20°
d. 25°
e. 30°

3. Das Minimum des STG-Bewegungsumfangs für eine normale Gangabwicklung beträgt:
a. 10°
b. 15°
c. 20°
d. 25°
e. 30°

4. Um die STG-Neutralstellung zu bestimmen, wird die Messung in der intertarsalen Gelenkstabilität verwendet.
a. richtig
b. falsch

5. Der in der Praxis benutzte Richtwert für die STG-Bewegung ist:
a. die Bewegung des Calcaneus in der Sagittal-Ebene
b. die Bewegung des Calcaneus in der Frontal-Ebene
c. die Bewegung des Calcaneus in der Transversal-Ebene
d. die Bewegung des Talus in der Transversal-Ebene
e. die Bewegung des Talus in der Frontal-Ebene

6. Bei der Supination in intertarsaler Gelenkmobilität .... der Calcaneus und .... in der intertarsalen Gelenkstabilität.
a. adduziert, adduziert
b. adduziert, abduziert

c. abduziert, abduziert
d. invertiert, evertiert
e. invertiert, invertiert

7. Von seiner Neutralstellung aus kann das STG .... supinieren wie pronieren.
a. ebenso viel
b. die Hälfte
c. 1/3
d. 2/3
e. doppelt so viel

8. Der Bewegungsumfang des STG ist zusammengesetzt aus 1/3 Pronation und 2/3 Supination.
a. richtig
b. falsch

9. Während der Untersuchung bei intertarsaler Gelenkmobilität werden bei einem Patienten folgende Werte gefunden:
7° Eversion der Ferse in Bezug zur Unterschenkel-Mittellinie,
20° Inversion der Ferse in Bezug zur Unterschenkel-Mittellinie.
Wo befindet sich die Neutralstellung des STG?
a. 9° invertiert
b. 9° evertiert
c. 2° evertiert
d. 2° invertiert
e. 0°

10. Während der Untersuchung bei intertarsaler Gelenkmobilität werden bei einem Patienten folgende Werte gefunden:
8° Eversion der Ferse in Bezug zur Unterschenkel-Mittellinie,
22° Inversion der Ferse in Bezug zur Unterschenkel-Mittellinie.
Wo befindet sich die Neutralstellung des STG?
a. 10° invertiert
b. 10° evertiert
c. 2° invertiert
d. 2° evertiert
e. 0°

Lösungen

1.	2.	3.	4.	5.	6.	7.	8.	9.	10.
b	e	a	b	b	e	e	a	d	c

8 Einflüsse des Subtalar-Gelenks (STG) auf die Rückfußstellung

Ein normaler Fuß wird in der Praxis selten vorkommen. Dies bezieht sich vor allem auf die Rückfußstellung im unbelasteten Zustand des Patientenfußes.

Jede muskuläre Dysfunktion, welche die Balance zwischen den Pronatoren und Supinatoren des STG verändert, kann die Rückfußstellung beeinflussen. Dies trifft besonders dann zu, wenn die Dysfunktion durch eine unvollständige Lähmung bzw. Erschlaffung der Muskulatur (Parese) oder eine Spastik, einen krampfartig erhöhten Muskeltonus, verursacht ist.

Das Vorkommen muskulärer Dysfunktionen, die eine anomale Rückfußstellung verursachen, ist beträchtlich. Zur richtigen Einschätzung der Dysfunktion werden in diesem Kapitel einige Erkrankungen aus dem Bereich der Fußfehlstellungen beschrieben.

Im Rückblick:

Die räumliche Ausrichtung der STG-Achse liegt zu ....° in der Sagittal-Ebene und zu 42° in der ....Ebene (Abb. 8.1 und 8.2). *16* *Transversal-*

Die STG-Achse verläuft von ...., ... und .... nach .... , ... und .... *distal* *medial* *dorsal* *proximal* *lateral* *plantar*

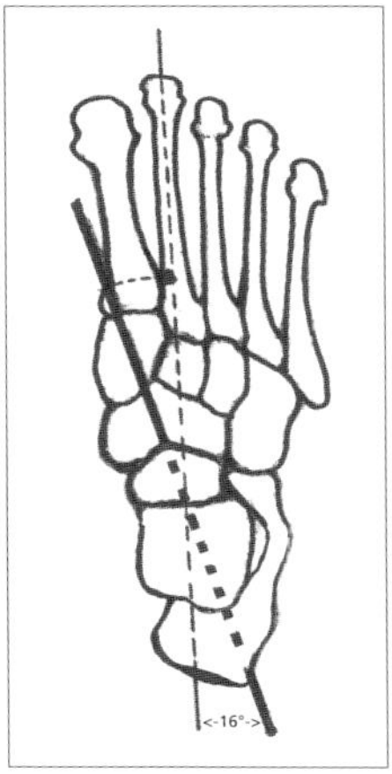

Abb. 8.1 Sagittal-Ebene des STG (16°)
Die senkrechte, gestrichelte Linie stellt die Fußlängsachse (als Referenzlinie) dar.

Abb. 8.2 Transversal-Ebene des STG (42°)

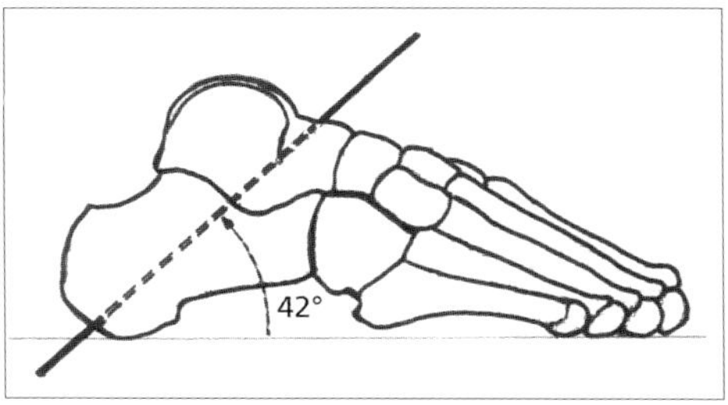

8.1 Supinatoren und Pronatoren des STG

Jeder Muskel, welcher medial der STG-Achse ansetzt, wird das STG supinieren.

Beispiele für die supinierenden Muskeln des STG sind die hintere (posteriore) Beinmuskulatur wie M. gastrocnemius und -soleus, M. tibialis posterior, M. flexor digitorum longus.

Von der vorderen (anterioren) Beinmuskulatur ist es der M. tibialis anterior, der das STG supiniert.

Als Pronatoren, die lateral der STG-Achse ansetzen, gelten der M. peroneus longus und -brevis sowie die M. extensor digitorum longus und M. peroneus tertius.

Zur Übung:
Die supinierenden Muskeln des STG auf der hinteren Beinseite sind der .... und .... sowie .... und ....

M. gastrocnemius
-soleus
M. tibialis posterior
M. flexor digitorum longus

Der stärkste Pronator des STG ist der ....

M. peroneus brevis

Auf der vorderen Beinseite supiniert der .... das STG.

M. tibialis anterior

8.2 Auswirkung von Muskelfunktionsstörungen auf die Rückfußstellung

Wenn einer der supinierenden Muskeln die Balance nicht aufrechterhält, wird das STG in eine mehr oder weniger pronierte Stellung gezogen.

Umgekehrt werden bei geschwächten Pronatoren die supinierenden Muskeln den größten Einfluss auf das STG ausüben (z. B. Pes cavus).

Beim Charcot-Marie-Tooth-Hoffmann-Syndrom entsteht durch eine Parese eine fortschreitende Atrophie der Peroneus-Muskulatur. Da diese Muskulatur normalerweise das STG proniert, erlangt der Fuß durch die Lähmung des Muskels eine mehr supinierte Stellung. Das gestörte Gleichgewicht der Muskulatur führt zu einem rasch entstehenden hohen medialen

Fußgewölbe mit lateraler Instabilität während der Standphase der Gangabwicklung. Es entstehen dadurch oft auch laterale Verletzungen des oberen Sprunggelenks (Talocruralgelenks).

Einer der am häufigsten beteiligten Muskeln für eine spastisch bedingte Veränderung der STG-Stellung ist der M. peroneus brevis als stärkster Pronator des STG.

Dies ist der Muskel, der bei einem chronischen Spasmus einen Flachfuß hervorruft (hieran kann auch der M. peroneus longus beteiligt sein).

Die Ätiologie des Spasmus ist sehr häufig ein Entzündungsprozess in oder um das STG und/oder dem Chopart-Gelenk.

Falls – wie schon beschrieben – die Pronation des STG nicht zu beheben ist (weil das STG schon proniert steht), ist die Fähigkeit, vor oder nach dem Fersenkontakt Schock zu absorbieren, beträchtlich verringert.

Anmerkung:
Eine Nervenblockade des M. peroneus kann den Spasmus und ebenso die Pronation des Fußes und den Flachfuß lindern.

8.3 Strukturell bedingte Fehlstellungen des Fußes

8.3.1 Der Subtalar varus/valgus

Eine normale Neutralstellung des STG ist vorhanden, wenn die hintere Mittellinie der Ferse parallel zur hinteren Mittellinie des distalen Drittels des Unterschenkels verläuft (Abb. 8.3).

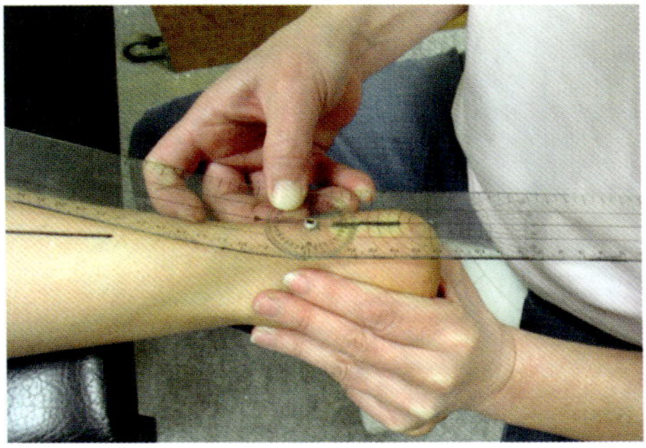

Abb. 8.3 Bestimmung der Neutralstellung des STG durch die hintere Fersenmittellinie in Bezug zur hinteren Mittellinie des distalen Drittels des Unterschenkels. Gewähltes Messinstrument: Goniometer (Tractograph).

Wenn sich die Neutralstellung des STG zu den Mittellinien des Calcaneus und Unterschenkels verändert, spricht man entweder von einem Subtalar varus oder Subtalar valgus.

Beim Subtalar varus liegt die Mittellinie der Ferse in Bezug zur Mittellinie des Unterschenkels in Neutralstellung des STG invertiert.

Beim Subtalar valgus liegt die Mittellinie der Ferse in Bezug zur Mittellinie des Unterschenkels in Neutralstellung des STG evertiert.

Es werden drei Entstehungsursachen (ätiologische Ursachen) für den Subtalar varus bzw. valgus diskutiert.

Entweder ist eine:

- Varus-/Valgus-Torsion des Talus oder Calcaneus oder eine
- Varus-/Valgus-Stellung der distalen tibialen Epiphyse entstanden.

Die Bezeichnung ***Subtalar varus/valgus*** *beschreibt die Neutralstellung des STG in* ***Bezug zur distalen Mittellinie des Unterschenkels.***

Die Auswirkungen anomaler knöcherner Strukturen auf die STG-Stellung sieht man häufig. Sie betreffen aber nicht nur den Rückfuß sondern in anderer Form auch den Vorfuß und das Chopart-Gelenk. Der Einfluss der STG-Stellung darauf wird in späteren Kapiteln behandelt.

Zur Übung:

Eversion
Inversion

Wenn sich bei einem Subtalar valgus die Neutralstellung des STG durch .... der Fersenmittellinie in Bezug zur Unterschenkel Mittellinie darstellt, wird die Neutralstellung des STG bei einem Subtalar varus eine .... der Fersenmittellinie zur Mittellinie des Unterschenkels aufweisen.

Subtalar varus

In der Praxis sieht man mehr invertierte Fersenstellungen. Die Mittellinie zeigt eine Inversion in Bezug zur Mittellinie des Unterschenkels (z. B. bei einem ....).

valgus
varus

Wenn die Mittellinie des Calcaneus in Bezug zur Mittellinie des Unterschenkels evertiert steht, nennt man dies Subtalar .... Sein Vorkommen ist weniger häufig als der Subtalar ....

Talus
Calcaneus
distalen tibialen Epiphyse

Die drei möglichen Entstehungsursachen für die Torsion des Subtalar varus/valgus des .... , des .... oder die Varus-Stellung der .... können sich auf den Calcaneus und den distalen Bereich des Beines auswirken. Sie verändern die Stellung des Calcaneus und des STG in Bezug zum Boden.

8.3.2 Der Rückfuß valgus/varus

Wenn der Calcaneus in Neutralstellung des STG invertiert zum Boden steht, wird dies als Rückfuß varus bezeichnet.

Ebenso nennt sich ein Fuß, dessen Calcaneus in Neutralstellung des STG evertiert zum Boden steht, Rückfuß valgus (Abb. 8.4).

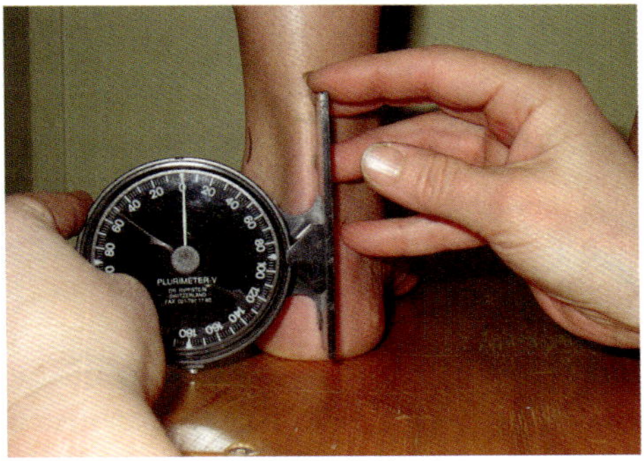

Abb. 8.4 Bestimmung der Neutralstellung des STG in Bezug zum Boden. Gewähltes Messinstrument: Plurimeter (Hydrogoniometer)

*Die Bezeichnung **Rückfuß varus/valgus** beschreibt die Neutralstellung des STG in **Bezug zum Boden**.*

Einige Entstehungsursachen (Ätiologien) des Rückfuß varus/valgus sind die gleichen wie beim Subtalar varus/valgus.

Beeinflusst werden kann die Stellung des Calcaneus auch durch die in der Frontal-Ebene veränderte Form der Tibia. Zum Beispiel steht eine Tibia vara in ihrem distalen Bereich invertiert zum Boden (in Form eines „O") und stellt dadurch den Calcaneus ebenfalls invertiert. Die Neutralstellung des STG vorausgesetzt ist hierdurch ein Rückfuß varus entstanden.

Eine Tibia valga, die in ihrem distalen Bereich evertiert zum Boden steht (nach der Form eines „X"), beeinflusst die Stellung des Calcaneus in Richtung Eversion. Die Neutralstellung des STG vorausgesetzt ist hierdurch ein Rückfuß valgus entstanden.

Die Tibia vara kommt häufiger vor als die Tibia valga.

Wenn die Form der Tibia anomal verläuft, wird alles, was distal von ihr liegt, ebenfalls davon beeinflusst sein.

Zur Übung:

invertierten
Calcaneus
Boden

Einen Rückfuß varus erkennt man an der .... Stellung des .... in Bezug zum ...., wenn sich das STG in Neutralstellung befindet.

Tibia-
Frontal-

Eine Ätiologie des Rückfuß varus kann durch Veränderungen der .... Form in der ....Ebene bedingt sein.

evertiert
Boden

Bei einem Rückfuß valgus steht der Calcaneus .... in Bezug zum ...., wenn sich das STG in Neutralstellung befindet.

Talus
Calcaneus
Epiphyse der Tibia

Entstehungsursachen für einen Rückfuß valgus können der Subtalar valgus, die Valgus-Torsion des .... oder des .... sein. Zusätzlich kann die relative Valgus-Stellung der distalen .... einen Rückfuß valgus verursachen.

Tibia vara

Wenn der distale Bereich der Tibia in Bezug zum proximalen Bereich invertiert ist, nennt man dies ....

Calcaneus
unteren Drittel

Der Subtalar varus bezeichnet einen Zustand, bei dem der .... invertiert zum .... der Mittellinie des Unterschenkels steht, wenn sich das STG in Neutralstellung befindet.

ja

Wenn der Patient eine Tibia vara aufweist, könnte dann ein Rückfuß varus ebenfalls vorhanden sein? ....

nein

Wenn der Patient eine Tibia vara aufweist, ist dann auch ein Subtalar varus vorhanden? ....

Drittel
Unterschenkels

Der Grund hierfür ist, dass eine Tibia vara die Stellung des Calcaneus in Bezug zum Boden verändert. Sie verändert nicht die Beziehung des Calcaneus zum distalen .... des ....

Da ein Subtalar varus zwar in Begleitung einer Tibia vara auftreten kann, so muss er noch lange kein Ergebnis der Varus-Stellung der Tibia sein.

Subtalar varus

Wenn der Calcaneus in Neutralstellung des STG invertiert zur Mittellinie des Unterschenkels steht, wird dies als .... bezeichnet.

8.3.3 Tarsale Verschmelzungen

Ein Fuß, der eine ständige Pronation des STG aufweist, kann auf eine tarsale Verschmelzung zurückzuführen sein. Bei ihr sind entweder zwei oder mehr Knochen miteinander verbunden. Bei den Verschmelzungen zwischen zwei oder mehr den Talus umgebenden Knochen ist die Einschränkung der STG-Bewegung ein wesentliches Merkmal für die Diagnose.

Bekannt sind drei Arten der tarsalen Verschmelzung. Dies sind die:

- Syndesmose (Verbindung durch Kollagene oder Bindegewebsfasern)
- Synchondrose (Verbindung durch Knorpelgewebe) und
- Synostose (Verbindung durch Knochengewebe)

Während bei einer Synostose (der knöchernen Verbindung) keine Reizung des STG vorkommt, entstehen bei Syndesmose und Synchondrose deutliche Reizungen der Gelenkflächen. Diese Reizungen entstehen, weil der Körper versucht, mehr STG-Bewegung zu erzeugen, als die Verbindung der Tarsalknochen erlaubt.

Die Kompensation, die man gewöhnlich in der Praxis sieht, ist eine starke und beständige STG-Pronation.

Bei Patienten mit tarsalen Verschmelzungen dauert die STG-Pronation während des gesamten Gangablaufs (z. B. durch die Stand- und Schwungphase hindurch) an.

Der Grund für die chronische Pronation, die bei Patienten mit Syndesmose und Synchondrose vorhanden ist, liegt an der maximal pronierten Stellung des STG. Hierdurch sind die Bewegung des STG sowie die Irritation an den Knochen begrenzt.

In der Praxis werden der Subtalar varus/valgus und der Rückfuß varus/valgus beinahe ausschließlich durch die Bestimmung der neutralen STG-Stellung ermittelt.

Während eine anomale Muskelfunktion die Rückfuß-Charakteristiken ändert, sind die strukturellen Anomalien (außer den tarsalen Verschmelzungen) durch genetische Entwicklung bedingte Rückfuß-Vorfuß-Stellungen.

Zur Übung:

STG-Pronation Die tarsale Verschmelzung ist eine anomale Verbindung zwischen zwei (oder mehr) tarsalen Knochen, die eine ständige starke .... bewirken.

knöchernen Syndesmose Synchondrose Während es bei der Synostose (der .... Verbindung) keine Bewegung (und deshalb auch keine Irritationen) gibt, entstehen jedoch Reizungen bei der .... und der ....

proniert Der Körper versucht diese Irritationen zu verhindern, indem er das STG maximal .... hält.

Einschränkung Eine wesentliche Grundlage für die Diagnose einer tarsalen Verschmelzung ist die .... der STG-Bewegung.

doppelt Von der Neutralstellung des STG aus ist ein bestimmter Grad Supination vorhanden, der .... so groß ist wie die Pronation von dieser Stelle aus.

Fragen

1. Welcher der folgenden Muskeln ist der stärkste Pronator des STG?
a. M. extensor digitorum longus
b. M. extensor digitorum brevis
c. M. peroneus longus
d. M. peroneus brevis
e. M. peroneus tertius

2. Wenn sich das STG in Neutralstellung befindet und der Calcaneus invertiert in Bezug zum Boden steht, nennt man dies:
a. Rückfuß varus
b. Rückfuß valgus
c. Subtalar varus
d. Subtalar valgus
e. Tibia vara

3. Welche Entstehungsursache (Ätiologie) gibt es für einen Rückfuß varus?
a. eine Varus-Torsion des Calcaneus
b. eine Varus-Torsion des Talus
c. eine Tibia vara
d. a + b
e. a + b + c

4. Welche der folgenden Muskeln supinieren das STG?
a. M. tibialis anterior
b. M. tibialis posterior
c. die kurzen Zehen-Flexoren
d. a + b
e. b + c

5. Jede Dysfunktion der Muskulatur, die eine Balance zwischen den Pronatoren und Supinatoren des STG verändern, haben die Möglichkeit, die Rückfußposition zu beeinflussen.
a. richtig
b. falsch

6. Eine Neutralstellung des STG, bei der die Mittellinie des Calcaneus in Bezug zur Mittellinie des Unterschenkels evertiert steht, nennt man:
a. Rückfuß varus
b. Rückfuß valgus
c. Subtalar varus
d. Subtalar valgus
e. Tibia vara

7. Welche der folgenden Faktoren stehen für die Entstehungsursache (Ätiologie) des Subtalar varus?
a. die Varus-Torsion des Talus
b. die Varus-Torsion des Calcaneus
c. die relative Varus-Stellung der distalen Epiphyse der Tibia
d. a + b
e. a + b + c

8. Die Tibia vara wird so definiert, dass ihr proximaler Bereich mehr als zu ihrem distalen Bereich invertiert zur Mittellinie der Transversal-Ebene gebogen ist.
a. richtig
b. falsch

9. Wenn ein Patient eine Tibia vara aufweist, könnte auch ein Rückfuß varus und ein Subtalar varus vorhanden sein.
a. richtig
b. falsch

10. Eine tarsale Verschmelzung:
a. ist eine anomale Verbindung zwischen zwei (oder mehreren) tarsalen Knochen
b. ist das Ergebnis einer ständigen starken STG-Pronation
c. verursacht keine Einschränkung der STG-Bewegung
d. a + b
e. a + b + c

Lösungen

1.	2.	3.	4.	5.	6.	7.	8.	9.	10.
d	a	e	d	a	d	e	b	b	d

9 Bewertung der intertarsalen Gelenkstabilität für das STG und den Rückfuß

9.1 Die Gangposition des Fußes

(Winkelstellung des Fußes und Abstand der medialen Malleoli zueinander während des Gehens)

Bevor auf die intertarsale Gelenkstabilität näher eingegangen wird, müssen einige Standardgrößen erläutert werden.

Die Gangpositionen des Fußes (Winkelstellung des Fußes und der Abstand der Malleoli zueinander/angle and base of gait) sind Begriffe, die oft verwendet werden. Die Positionen der Füße im Stand stimmen oft nicht mit denen während der Gangabwicklung überein.

Wenn der Patient seine gewohnte Gangposition eingenommen hat, sollten sich die vorher bei der Fußuntersuchung ermittelten Messwerte wiederfinden lassen.

Die Winkelstellung des Fußes bezeichnet den Winkel, den der Fuß beim Vorwärtsgehen einnimmt. Er wird durch Schätzung nach mehreren Schritten des Patienten auf seiner Fortbewegungslinie ermittelt. Sie verläuft entweder als imaginäre oder reale Mittellinie zwischen beiden Füßen.

Der Abstand der Malleoli voneinander bezieht sich auf ihre nächste Nähe, die sie innerhalb der Standphase des Ganges einnehmen. Dies geschieht in dem Moment, wenn die Malleoli einander gegenüberstehen.

Eine alternative Methode ist, den Patienten für zirka 30 s auf der Stelle treten zu lassen und die Stellung der Füße zu betrachten. Diese Methode hat jedoch den Nachteil, dass der Patient in der Regel die Füße weiter auseinanderstellt, um das Gleichgewicht zu halten.

Zur Übung:

Der kürzeste Abstand zwischen den Malleoli des Patienten wird während der .... des Ganges ermittelt. *Standphase*

Die Winkelstellung des Fußes wird von seiner .... ermittelt. *Fortbewegungslinie*

Gangposition

Bei der Bestimmung der .... eines Patienten können vorangegangene Messungen nachvollzogen werden.

9.2 Die neutrale Fersenstellung

Die neutrale Fersenstellung ist eine Messung bei intertarsaler Gelenkstabilität. Sie wird ermittelt durch die **Winkelstellung des Calcaneus zum Boden**, wenn sich das STG in Neutralstellung und der Patient in seiner Gangposition befinden.

Zur Übung:

Gangposition

Alle Messungen unter Belastung (= intertarsale Gelenkstabilität) der unteren Extremitäten werden in der .... des Patienten gemacht.

intertarsaler Gelenkstabilität; neutraler Fersenstellung

Um einen Rückfuß varus festzustellen, muss der Untersuchende die Messung bei .... und .... vornehmen.

Tibia vara

Eine Abweichung der Tibia in der Frontal-Ebene, bei der ihr distaler – in Bezug zu ihrem proximalen – Bereich invertiert steht, nennt man ....

Neutralstellung der Ferse

Die Winkelstellung des Calcaneus zum Boden in Neutralstellung des STG wird .... genannt.

Rückfuß varus

Wenn der Calcaneus in neutraler Fersenstellung invertiert zum Boden steht, wird dies .... genannt.

Rückfuß valgus

Gleichermaßen wird der Calcaneus, der in neutraler Fersenstellung evertiert zum Boden steht, ... genannt.

invertiert

Aus der Praxis: Der Patient hat eine normale STG-Neutralstellung (z. B. verläuft die Mittellinie des Calcaneus parallel zur Mittellinie des Unterschenkels bei Neutralstellung des STG). Bei Belastung des Patienten wird festgestellt, dass eine Tibia vara von 3° besteht. Hieraus kann gefolgert werden, dass die Neutralstellung der Ferse .... steht.

varus

Es kann daraus der Schluss gezogen werden, dass der Patient einen Rückfuß .... besitzt.

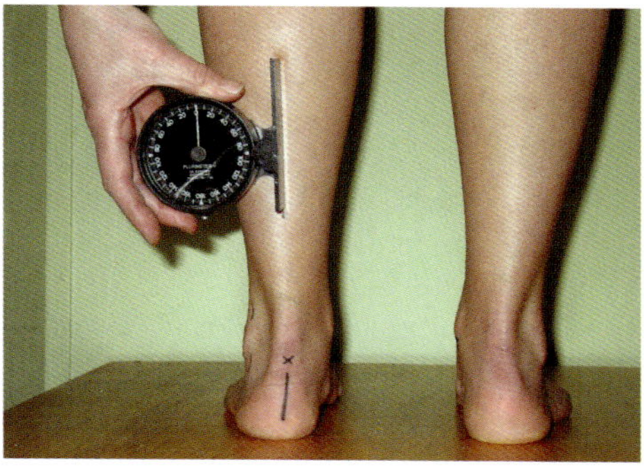

Abb. 9.1 Messung der Tibia-Stellung mit dem Plurimeter (Hydrogoniometer) in Bezug zum Boden

Das STG kann eine normale Neutralstellung in Bezug zur Mittellinie des Unterschenkels einnehmen. Wenn aber eine Anomalie der Tibia vorliegt, kann sie die STG-Stellung unter Belastung beeinflussen. Die Tibiaform wird gemessen, indem wir den Betrag ihrer distalen Abweichung in der Frontal-Ebene zum ebenen Untergrund (Boden) beurteilen.

In der Praxis wird dies unter Belastung des Patienten in der Gangposition vorgenommen und danach das STG in Neutralstellung gebracht (z. B. in die ....). Danach wird eine Mittellinie im hinteren (posterioren) unteren Drittel des Unterschenkels angebracht.

neutrale Fersenstellung

Ein normales Goniometer, Plurimeter oder ein Gravitationsgoniometer wird anschließend benutzt, um die Grade der Tibia-Abweichung – falls vorhanden – festzustellen (Abb. 9.1).

Die neutrale Fersenstellung des Patienten wird gemessen, indem der Patient in seiner Gangposition und in .... des STG steht.

Neutralstellung

9.3 Die entspannte Fersenstellung

Eine ähnliche Messung wie bei der neutralen ist die entspannte Fersenstellung. Der Patient steht entspannt in seiner Gangposition. Anschließend wird der Winkel zwischen der Mittellinie des Calcaneus zum Boden gemessen.

Dieser Wert wird zur Messung der „entspannten Fersenstellung" herangezogen. Hierbei spielt die Neutralstellung des STG keine Rolle.

Die entspannte Fersenstellung unterscheidet sich von der

neutralen Fersenstellung, wenn z. B. ein Rückfuß varus vorliegt. Er ist nur in Neutralstellung des STG zu erkennen.

Zur Übung:

entspannte Fersenstellung

Wenn der Patient in Gangposition und der Calcaneus entspannt in Bezug zum Boden steht, nennt man dies ....

Nein

Wird bei einem Patienten mit normalen Werten (z. B. keine Tibia vara und kein Subtalar varus/valgus) die neutrale Fersenstellung die gleiche wie bei der entspannten Fersenstellung sein? .....

9.4 Kompensatorische Auswirkungen auf die Fußstellung

Eine Kompensation ist ein Ausgleich für eine Fehlbelastung des Fußes oder Körpers. Sie kann eine Haltung oder Stellung so verändern, dass sich die Belastung auf die Körperzonen wieder gleichmäßig verteilt und damit entlastend wirkt.

Wenn bei einem Patienten mit Rückfuß varus in der neutralen Fersenstellung ausreichend Pronation zur Verfügung steht, wird der Calcaneus kompensieren und bis zur Waagerechten evertieren. Das Körpergewicht verteilt sich hierdurch besser auf Ferse und Vorfuß.

Das Merkmal eines Rückfuß varus ist seine invertierte neutrale Fersenstellung.

Wenn bereits die neutrale Fersenstellung waagerecht zum Boden steht, kann die entspannte Fersenstellung ebenfalls waagerecht zum Boden stehen.

Man wird den Rückfuß varus nur als teilweise kompensiert bezeichnen, wenn in entspannter Fersenstellung der Calcaneus noch invertiert zum Boden steht.

Er ist deshalb als teilweise kompensiert bezeichnet, weil der Calcaneus nicht vollständig waagerecht zum Boden steht und sich das Körpergewicht **nicht** gleichmäßig auf Ferse und Vorfuß verteilt.

Der Rückfuß valgus kompensiert nicht auf die gleiche Art wie der Rückfuß varus. Beim Rückfuß varus proniert das STG, damit sich das Körpergewicht gleichmäßig auf Ferse und Vorfuß verteilt.

Ein Rückfuß valgus von < 2° verändert dagegen nicht die STG-Position in der neutralen Fersenstellung.

Bei einem Rückfuß valgus von > 2° wirkt das Körpergewicht evertierend auf den Calcaneus und proniert dadurch das STG bis zum Ende seines Bewegungsumfangs.

Ein Rückfuß valgus von 3° würde z. B. das STG bereits maximal pronieren.

Wenn ein Rückfuß valgus von > 10° besteht, wird gewöhnlich der Talus-Kopf den Boden berühren, bevor das STG vollständig proniert.

Während dies einen deutlichen Flachfuß hervorruft, proniert das STG noch nicht bis zum Ende seines Bewegungsumfangs. Diese Art des Flachfußes ist gewöhnlich asymptomatisch (ohne Beschwerden), weil das STG noch nicht das Ende seines Bewegungsumfangs erreicht hat.

Wenn der Patient einen Rückfuß valgus von 12° besäße, würde die Neutralstellung der Ferse 12° Eversion betragen und die entspannte Fersenstellung würde zwischen 12° und 15° Eversion liegen.

Der Rückfuß valgus kann durch eine andere Deformität kompensiert werden. Zum Beispiel kann eine Tibia vara den Calcaneus bis zu einem gewissen Grad invertieren. Sie würde dadurch die evertierte Stellung des Rückfuß valgus zu einem gewissen Grad kompensieren können.

Zur Übung:

Wenn der Calcaneus in neutraler Fersenstellung invertiert zum Boden und in entspannter Fersenstellung waagerecht zum Boden steht, wird dies als .... bezeichnet. *kompensierter Rückfuß varus*

Kann ein Rückfuß varus, dessen Ferse in Neutralstellung bis zur Waagerechten evertiert, als kompensiert betrachtet werden? .... *nein*

Ein Merkmal für die Diagnostik des Rückfuß varus ist die .... Stellung des Calcaneus in neutraler Fersenstellung. *invertierte*

Der Rückfuß varus wird als kompensiert bezeichnet, wenn der Calcaneus .... zum Boden und das STG in entspannter Fersenstellung steht. *waagerecht*

teilweise kompensierter Rückfuß varus	Wenn der Patient einen invertierten Calcaneus in neutraler Fersenstellung aufweist, der sich in der entspannten Fersenstellung weniger invertiert darstellt, lautet die Diagnose ....
evertiert Neutralstellung	Beim Rückfuß valgus steht der Calcaneus .... zum Boden, wenn sich das STG in .... befindet.
nein	Der Patient besitzt einen Rückfuß valgus von < 2°. Wird hierdurch die Position das STG in der neutralen Fersenstellung verändert? ....
es proniert maximal	Der Patient besitzt einen Rückfuß valgus von 3°–10°. Was passiert mit dem STG in der neutralen Fersenstellung? ....
nein	Proniert das STG maximal, wenn der Rückfuß valgus über 10° liegt? ....
Talus	Das STG proniert nicht maximal, wenn der Rückfuß valgus 10° überschreitet. Die Pronation wird gestoppt, weil der Kopf des .... den Boden berührt.
Boden	Wenn der Rückfuß valgus in der Neutralstellung der Ferse 10° überschreitet, beträgt die entspannte Fersenstellung nur 0°–3° Eversion, weil der Kopf des Talus den .... berührt, bevor das STG maximal pronieren kann.
intertarsaler Gelenkstabilität	Die Tibia vara kann bei .... gemessen werden.
Gangposition neutraler	Um die Tibia vara zu bestimmen, steht der Patient in der .... mit beiden STG in .... Fersenstellung.
richtig	Richtig oder falsch: Die neutrale und entspannte Fersenstellung wird in der Gangposition des Patienten gemessen. ....

Fragen

1. Ein Patient mit normaler Neutralstellung des STG und 3° Tibia vara hat einen:
a. Rückfuß varus
b. Rückfuß valgus
c. Rückfuß valgus und Subtalar valgus
d. Rückfuß varus und Subtalar varus
e. Subtalar varus

2. Ein Kennzeichen für die Diagnose eines Rückfuß varus ist:
a. eine begleitende Tibia vara
b. eine evertierte entspannte Fersenstellung
c. eine evertierte Neutralstellung der Ferse
d. eine invertierte entspannte Fersenstellung
e. eine invertierte Neutralstellung der Ferse

3. Bei einem Patienten mit Rückfuß varus wird der Calcaneus über die Waagerechte hinaus evertieren, falls genug STG-Pronation vorhanden ist.
a. richtig
b. falsch

4. Bei einem Patienten mit Idealwerten (z. B. keine Tibia vara und kein Subtalar varus oder valgus) kann die Neutralstellung der Ferse mit der entspannten Fersenstellung übereinstimmen.
a. richtig
b. falsch

5. Um einen Rückfuß varus erkennen zu können, muss die Bewertung bei intertarsaler Gelenkmobilität durchgeführt werden.
a. richtig
b. falsch

6. Für alle Messungen, die unter Belastung der unteren Extremitäten vorgenommen werden, muss der Patient in seiner Gangposition stehen.
a. richtig
b. falsch

7. Bei der Tibia vara wird die Abweichung der distalen Tibia in der Frontal-Ebene gemessen in Bezug zu:
a. einer Linie, die über den lateralen Malleolus verläuft
b. einer Linie, die parallel zur hinteren Mittellinie der Tibia verläuft
c. einer Linie, welche die Mitte des oberen Sprunggelenks mit der Mitte des Knies verbindet
d. einer Linie, die waagerecht zum Boden verläuft
e. einer Linie, die waagerecht verläuft

8. Die Tibia vara wird bestimmt, wenn der Patient in:
a. seinem Gangwinkel steht
b. seiner Gangbreite steht
c. in entspannter Fersenstellung steht
d. a + b
e. a + b + c

9. Bei einem Patienten mit 3° Rückfuß valgus wird das STG kompensieren durch:
a. Inversion des Calcaneus bis zur Waagerechten
b. Eversion des Calcaneus bis zur Waagerechten
c. Inversion des Calcaneus bis zum Ende des STG-Bewegungsumfangs
d. Eversion des Calcaneus bis zum Ende des STG-Bewegungsumfangs
e. 3° Rückfuß valgus sind nicht genug, um eine Kompensation zu erfordern

10. Bei einem Patienten mit 12° Rückfuß valgus wird:
a. der Calcaneus bis zur Waagerechten invertieren
b. der Calcaneus bis zum Ende des STG-Bewegungsumfangs invertieren
c. das STG bis zum Ende seines Bewegungsumfangs pronieren
d. das STG nicht bis zum Ende seines Bewegungsumfangs pronieren
e. nichts von oben Genanntem ist richtig bezeichnet

Lösungen

1.	2.	3.	4.	5.	6.	7.	8.	9.	10.
a	e	b	a	b	a	d	d	d	d

10 Auswertungen von Fallstudien der Subtalar-Gelenk-Untersuchung

Dieses Kapitel gibt Gelegenheit, mit ähnlichen Messungen und Berechnungen zu arbeiten, wie sie bei biomechanischen Untersuchungen vorkommen. Nach jedem geschilderten Untersuchungsfall können die Auswertungen selbst durchgeführt werden.

Ausgehend von der intertarsalen Gelenkmobilität enthalten die Daten der Untersuchungsfälle den Betrag der Ferseninversion und -eversion. Hieraus lassen sich die Neutralstellung des STG, der Bewegungsumfang und evtl. auch die Fehlfunktion bestimmen.

Die Varus/Valgus-Stellung der Tibia ist ebenfalls in die Fallstudien mit aufgenommen, um die neutrale (STG in Neutralstellung) und entspannte Fersenstellung zu bestimmen. Diese beiden Werte geben darüber Auskunft, ob ein Rückfuß varus oder valgus vorliegt.

Die beschriebenen Symptome beziehen sich auf die vorliegende Pathologie des Patienten. Weil die geschilderte Anamnese nicht alle möglichen Symptome aufgreifen kann, ist jeweils ein allgemeiner Status der vorliegenden Pathologie geschildert.

Das folgende Beispiel ist als Einführung gedacht. Für die nachfolgenden Fälle befinden sich die Antworten mit einer kurzen Diskussion am Ende des geschilderten Falles. Falls es Schwierigkeiten mit der Berechnung und/oder dem Verständnis der Fallbeschreibung gibt, kann man in den dazu passenden Kapiteln nachlesen, um sich zu informieren.

Beispiel einer Fallstudie

Ein junger Student kommt in die Praxis und klagt über beträchtliche Beschwerden des linken Beines. Er spricht von einer schnellen Ermüdung des betreffenden Fußes und Beines. Die Schmerzen treten am Nachmittag während der Praktika auf und verschlimmern sich gegen Abend.

Während der Anamnese wird deutlich, dass der junge Patient vormittags überwiegend Vorlesungen besucht und den Nachmittag während der Praktika sehr viel Zeit im Stehen verbringt. Die rechte Beinseite ist völlig beschwerdefrei. In der letzten Zeit hat er umso mehr bemerkt, dass die Schmerzen im linken Bein zugenommen haben.

Bei der Untersuchung ergeben sich folgende Werte im unbelasteten/belasteten Zustand des Fußes:

	Re	Li
Maximale Inversion des Calcaneus (STG-Supination) in Bezug zur Mittellinie des distalen Unterschenkel-Drittels	16°	19°
Maximale Eversion des Calcaneus (STG-Pronation) in Bezug zur Mittellinie des distalen Unterschenkel-Drittels	8°	5°
Varus-Stellung der Tibia (Tibia vara)	1°	1°

Zu bestimmen sind die Neutralstellung des STG, die neutrale Fersenstellung und die entspannte Fersenstellung.

Bestehen eine subtalare und/oder eine Rückfußdeformität? Wenn ja, zu welchem Grad?

Berechnung und Auswertung

1. Die STG-Neutralstellung wird ermittelt durch die Fersenstellung bei maximaler STG-Supination und -Pronation in Bezug zur hinteren Mittellinie des Unterschenkels.

Der erste Schritt in diesem Verfahren ist die Bestimmung des STG-Bewegungsumfangs. Hierzu werden die Werte der Inversion und Eversion der Ferse zusammengezählt (Referenzlinie ist die Mittellinie des distalen Unterschenkel-Drittels).

Auf der rechten Seite addieren wir 16° + 8° und erhalten das Ergebnis 24°.

Auf der linken Seite addieren wir 19° + 5° und erhalten das Ergebnis 24°.

Im Rückblick: Die Neutralstellung des STG besteht zu 2/3 der Summe aus Supination und zu 1/3 aus Pronation. Anders ausgedrückt: Vom gesamten Bewegungsumfang des STG (24°) fallen von der Neutralstellung ausgehend 16° (= 2/3) auf die Supination und 8° (= 1/3) auf die Pronation.

Auf der rechten (asymptomatischen) Seite finden wir, dass die Neutralstellung des STG mit der hinteren (posterioren) Mittellinie des Unterschenkels parallel verläuft. Klinisch gesagt beträgt der Wert für die Neutralstellung des STG 0° auf der rechten Seite (ein idealer Wert).

Auf der linken (symptomatischen) Seite liegt der Wert zur Berechnung der STG-Neutralstellung (19° Inversion und 5°

Eversion = 24° Bewegungsumfang) zu 3° invertiert von der Linie, die parallel zur Mittellinie des Unterschenkels verläuft.

Anders ausgedrückt: Da das STG des linken Fußes nur bis 5° evertieren kann, muss es (zum Erreichen der Neutralstellung) 3° invertieren, um die berechneten 8° Eversion (= 1/3 des gesamten STG-Bewegungsumfangs) zu erreichen.

Ergebnis: STG-Neutralstellung rechts = 0°; links = 3° Inversion

2. **Im Rückblick:** Die subtalaren Deformitäten (z. B. Subtalar varus oder Subtalar valgus) werden als anomale Beziehung zwischen dem Calcaneus und der distalen Mittellinie des Unterschenkels definiert.

Da die Neutralstellung des STG, rechts, weder invertiert noch evertiert zur Mittellinie des Unterschenkels steht, liegt weder ein Subtalar varus noch valgus vor.

Bei der symptomatischen linken Seite liegt die STG-Neutralstellung 3° invertiert in Bezug zur Mittellinie des Unterschenkels.

Deshalb besteht ein Subtalar varus von 3° auf der linken Seite des Fußes.

3. Um die neutrale Fersenstellung (Prüfung, ob eine Rückfußdeformität besteht) und die entspannte Fersenstellung zu bestimmen, ist es erforderlich, die Stellung der Ferse in Bezug zum Boden (der Auflagefläche) zu beurteilen.

Um die Bezugsgrößen hierfür festzusetzen, werden die Werte für die Neutralstellung des STG und der Tibia-Stellung benötigt. (Eine veränderte Tibia-Stellung wird ebenfalls die Position des STG und der Ferse beeinflussen, welche sich distal von ihr befinden.)

Im geschilderten Fall sind 1° Tibia vara bei beiden Unterschenkeln gemessen worden. Dies invertiert den Calcaneus um 1°, was den ursprünglichen Wert der STG-Neutralstellung verändert.

Beim rechten STG würde die Neutralstellung der Ferse nun 1° invertiert stehen (= 0° Neutralstellung des STG + 1° Tibia vara).

Beim linken STG würde die Neutralstellung der Ferse nun 4° invertiert stehen (= 3° Inversion bei Neutralstellung des STG + 1° Tibia vara).

Bei beiden unteren Extremitäten ist die neutrale Fersenstellung invertiert (oder: der Calcaneus steht in Bezug zum Boden invertiert, wenn sich das STG in Neutralstellung befindet). Nach der geltenden Definition hat der Patient rechts einen Rückfuß varus von 1° und links von 4°.

Im Rückblick: Wenn der Patient einen Rückfuß varus besitzt, wird er die Fehlstellung kompensieren wollen, indem er den Calcaneus lotrecht auf den Boden setzt, sodass sich das Körpergewicht gleichmäßiger auf den Vorfuß und die Ferse verteilt. Bei dem Patienten würde deshalb die entspannte Fersenstellung von 0° für den rechten wie den linken Fuß betragen (z. B. der Calcaneus steht senkrecht zum Boden).

Rechts besitzt der Patient einen Rückfuß varus von 1° (neutrale Fersenstellung von 1° Inversion). Die entspannte Fersenstellung beträgt 0°.

Links besitzt der Patient einen Rückfuß varus von 4° (neutrale Fersenstellung von 4° Inversion). Die entspannte Fersenstellung beträgt 0°.

Die Symptomatik des linken Fußes ist nachvollziehbar, weil sein STG pronieren muss, um die 4° Rückfuß varus zu kompensieren (auszugleichen). Dazu setzt er die zusätzlich zur Verfügung stehende Pronation von 4° ein, um den Calcaneus senkrecht auf den Boden zu bringen.

Wie in Kapitel 11 erklärt wird, erfordert Pronation eine stärkere Muskelarbeit des Fußes und Beines, um für Stabilität (des aufrechten Körpers) zu sorgen. Der Grund hierfür liegt darin, dass die Muskulatur – anstatt mit stabilen Strukturen zu arbeiten – weniger Stabilität der Gelenke vorfindet. Diese Stabilität muss durch Mehrarbeit der Muskulatur zusätzlich geschaffen werden. Es ist deshalb verständlich, dass der Patient durch die Pronation des linken Fußes Schmerzen durch die überlastete Muskulatur empfindet.

Dieses Beispiel soll zeigen, dass nicht nur die Berechnungen allein, sondern ebenso die damit verbundenen Verknüpfungen zu einem Gesamtergebnis führen. Es ist unausweichlich, dass die klinischen Ergebnisse auf diese Art konzeptualisiert werden, um die pathologischen Stadien besser zu verstehen. Dies bekommt später noch mehr Gewicht, wenn die pathologischen Auswirkungen auf den Gang und die unterschiedlichen damit verbundenen Deformitäten besprochen werden.

Die nachfolgenden Fallstudien sind nicht schwer. Sie erfordern allerdings etwas praktische Arbeit, um den Lehrstoff wirklich zu beherrschen.

Fallstudie 1

Ein Jogger, 45 Jahre alt, sucht die Praxis wegen erheblicher Beschwerden an den Innenseiten der Knie auf. Zusätzlich kommt die schnelle Ermüdung der Beine nach dem Laufen hinzu.

Die Anamnese lässt erkennen, dass die Symptome vor einigen Monaten aufgetreten sind, als er mit dem Laufen begonnen hat. Das Terrain für den Sport besteht aus Wald- und Feldwegen. Vor und nach dem Laufen werden für zirka 10 Minuten geeignete Stretchübungen gemacht. Die Muskel- sowie Kniebeschwerden machen sich während des Laufens der zirka 5 km langen Strecke bemerkbar. Er läuft 3-4-mal pro Woche in den frühen Morgenstunden. Die dafür benötigte Zeit wurde noch nicht gemessen, jedoch wird er oft von anderen Läufern überholt.

Während der letzten beiden Monate war die Muskelermüdung – wie zuvor – am nächsten Tag verschwunden, die Knieschmerzen aber blieben bestehen und sind schlimmer geworden. Da er nicht mit dem Laufen aufhören will, macht er sich Gedanken, wie es weitergehen soll.

Bei der Untersuchung ergeben sich folgende Werte im unbelasteten/belasteten Zustand des Fußes:

	Re	Li
Maximale Inversion des Calcaneus (STG-Supination) in Bezug zur Mittellinie des distalen Unterschenkel-Drittels	20°	19°
Maximale Eversion des Calcaneus (STG-Pronation) in Bezug zur Mittellinie des distalen Unterschenkel-Drittels	4°	5°
Varus-Stellung der Tibia (Tibia vara)	4°	3°

Zu bestimmen sind die Neutralstellung des STG, die neutrale Fersenstellung und die entspannte Fersenstellung.

Bestehen eine subtalare und/oder eine Rückfußdeformität? Wenn ja, zu welchem Grad?

Falls ein Rückfuß varus besteht, soll entschieden werden, ob er vollständig oder teilweise kompensiert ist.

Berechnung und Auswertung
Die Neutralstellung des STG beträgt rechts = 4° invertiert
Die Neutralstellung des STG beträgt links = 3° invertiert

Im Rückblick: Zuerst muss der Bewegungsumfang des STG ermittelt werden (24° auf beiden Seiten). Es ist zu beachten, dass von der Neutralstellung des STG 1/3 Anteile der Bewegung auf die Pronation und 2/3 Anteile der Bewegung auf die Supination fallen.

Weil die Neutralstellung des STG invertiert steht (in Bezug zur Mittellinie des Unterschenkels) ist auf beiden Seiten ein Subtalar varus vorhanden.
Rechte Seite = 4° Subtalar varus
Linke Seite = 3° Subtalar varus
Neutrale Fersenstellung rechts = 8° invertiert (incl. 4° Tibia vara)
Neutrale Fersenstellung links = 6° invertiert (incl. 3° Tibia vara)

Im Rückblick: Der Betrag der Tibia-vara-Stellung muss zur Subtalar-varus-Stellung hinzugerechnet werden, um bestimmen zu können, welche Stellung der Calcaneus zum Boden einnimmt, wenn sich das STG in Neutralstellung befindet.

Nach der Definition besitzt der rechte Fuß einen Rückfuß varus von 8°, der linke Fuß einen Rückfuß varus von 6° (nach der Definition bedeutet ein Rückfuß varus, dass der Calcaneus invertiert zum Boden steht, wenn sich das STG in Neutralstellung befindet).

Entspannte Fersenstellung rechts = 0°
Entspannte Fersenstellung links = 0°

Beide STG haben genug Pronation verfügbar, damit der Calcaneus waagerecht zum Boden steht und das Körpergewicht auf der Fußfläche verteilt werden kann.

Beide Fußseiten besitzen einen vollständig kompensierten Rückfuß varus, weil der Calcaneus auf beiden Seiten waagerecht steht.

Diskussion
Der Patient proniert sein rechtes STG bis zum Ende des Bewegungsumfangs (8°) und proniert sein linkes STG um 6° (von den zur Verfügung stehenden 8°), um den Calcaneus waagerecht zu stellen. Diese recht starke Pronationsbewegung kann sehr gut die Ermüdung der Beinmuskulatur erklären. Manchmal nehmen Menschen ihre Beschwerden nur in den Beinen wahr und nicht in den Füßen – oder umgekehrt.

Im Rückblick: Die Ermüdung der Beine oder Füße ist ein Kennzeichen ständiger Pronation. Einige Patienten nehmen die Ermüdung der unteren Extremitäten erst nach enormer Stressbelastung wahr, wie z. B. dem Joggen.

Die medialen Knieschmerzen beider Beine treten nicht selten bei Läufern mit stark pronierten Füßen auf. Mit der STG-Pronation ist einen Innendrehung der Tibia verbunden. Dies bewirkt eine Stressbelastung auf die seitlichen medialen Bänder des Knies. Hieraus kann eine schmerzhafte Entzündungsreaktion entstehen.

Diese Art der Symptome lassen sich häufig durch Orthosen beheben, die eine starke Pronation begrenzen.

Fallstudie 2

Eine Landwirtin (60 Jahre) klagt über extreme Beschwerden am Hallux valgus ihres rechten Fußes. In der Anamnese wird deutlich, dass der Hallux valgus über mehrere Jahre hinweg zugenommen hat. Zum ersten Mal hat sie diese Veränderung mit 30 Jahren bemerkt.

Durch Nachfrage hat sie sich daran erinnert, dass sie sich bei einem Skiunfall das linke Bein gebrochen hat.

Eine Ermüdung beider Beine ist am Ende des Tages deutlich zu spüren.

Bei der Untersuchung ergeben sich folgende Werte im unbelasteten/belasteten Zustand des Fußes:

	Re	Li
Maximale Inversion des Calcaneus (STG-Supination) in Bezug zur Mittellinie des distalen Unterschenkel-Drittels	18°	15°
Maximale Eversion des Calcaneus (STG-Pronation) in Bezug zur Mittellinie des distalen Unterschenkel-Drittels	3°	6°
Varus-Stellung der Tibia (Tibia vara)	2°	1°

Zu bestimmen sind die Neutralstellung des STG, die neutrale Fersenstellung und die entspannte Fersenstellung.

Bestehen eine subtalare und/oder eine Rückfußdeformität? Wenn ja, zu welchem Grad?

Falls ein Rückfuß varus besteht, soll entschieden werden, ob er vollständig oder teilweise kompensiert ist.

Berechnung und Auswertung
Neutralstellung des STG, rechts = 4° invertiert
Neutralstellung des STG, links = 1° invertiert
Rechte Seite = 4° Subtalar varus
Linke Seite = 1° Subtalar varus
Neutrale Fersenstellung, rechts = 6° invertiert
Neutrale Fersenstellung, links = 2° invertiert
Rechte Seite = 6° Rückfuß varus
Linke Seite = 2° Rückfuß varus
Entspannte Fersenstellung, rechts = 0°
Entspannte Fersenstellung, links = 0°
Beide Seiten sind vollständig kompensierte Rückfuß-varus-Deformitäten.

Diskussion

Die Patientin besitzt einen deutlichen Rückfuß varus auf der rechten Seite, die auch den symptomatischen „Ballen" zeigt. Auf dieser Seite proniert der Fuß sehr (6° von den verfügbaren 7°), um die Ferse waagerecht auf den Boden zu setzen.

Im Rückblick: Die Pronation verkürzt effektiv die Beinlänge der pronierenden Seite. Es ist nicht ungewöhnlich, einen Beinlängenunterschied bei Patienten zu sehen, die in ihrer Jugend eine Beinfraktur erlitten haben. Das linke Bein, das das Trauma erlitten hat, ist gewöhnlich das kürzere. Die gegenüberliegende rechte Seite wird deshalb stark pronieren, um die Länge beider Beine anzugleichen.

Die Seite mit der „Ballen"-Deformität ist auch diejenige mit der starken Pronation. Sie erzeugt eine Zugveränderung der Sehnen des M. flexor hallucis und des M. flexor digitorum longus (mitbeteiligt der M. quadratus plantae). Die hierdurch gestörte Muskelbalance des 1. Metatarsophalangeal-Gelenks fördert die „Ballen"-Bildung. Es ist nicht ungewöhnlich, dass aus den gleichen Gründen Deformitäten der Kleinzehen entstehen.

Fallstudie 3

Eine Hundezüchterin (30 Jahre) klagt über starke Schmerzen durch ständige Verstauchungen ihres rechten Fußes.

Sie erinnert sich, dass sie vor vielen Jahren im rechten oberen Sprunggelenk ein Inversionstrauma erlebt hatte. Das erste Mal beim Tanzen mit hochhackigen Schuhen. Danach ist ihr kein weiteres Trauma des Fußes bewusst.

Bei der Untersuchung ergeben sich folgende Werte im unbelasteten/belasteten Zustand des Fußes:

	Re	Li
Maximale Inversion des Calcaneus (STG-Supination) in Bezug zur Mittellinie des distalen Unterschenkel-Drittels	16°	14°
Maximale Eversion des Calcaneus (STG-Pronation) in Bezug zur Mittellinie des distalen Unterschenkel-Drittels	2°	4°
Varus-Stellung der Tibia (Tibia vara)	3°	2°

Zu bestimmen sind die Neutralstellung des STG, die neutrale Fersenstellung und die entspannte Fersenstellung.

Bestehen eine subtalare und/oder eine Rückfußdeformität? Wenn ja, zu welchem Grad?

Falls ein Rückfuß varus besteht, soll entschieden werden, ob er vollständig oder teilweise kompensiert ist.

Berechnung und Auswertung
Neutralstellung des STG, rechts = 4° invertiert
Neutralstellung des STG, links = 2° invertiert
Rechte Seite = 4° Subtalar varus
Linke Seite = 2° Subtalar varus
Neutrale Fersenstellung, rechts = 7° invertiert
Neutrale Fersenstellung, links = 4° invertiert
Rechte Seite = 7° Rückfuß varus
Linke Seite = 4° Rückfuß varus
Entspannte Fersenstellung, rechts = 1° invertiert
Entspannte Fersenstellung, links = 0°

Im Rückblick: Von der Neutralstellung des STG steht nur 1/3 des Bewegungsumfangs für die Pronation zur Verfügung (in diesem Fall 6° von insgesamt 18°).

Auf der rechten Seite werden von zur Verfügung stehenden 6° Pronation des Calcaneus 1° Inversion übrig bleiben. Auf der linken Seite sind die 6° mehr als genug, um den Calcaneus waagerecht auf den Boden zu stellen.
Rechte Seite = teilweise kompensierter Rückfuß varus
Linke Seite = vollständig kompensierter Rückfuß varus

Die rechte Seite ist nur teilweise kompensiert, weil – sogar mit maximaler Pronation (von 6°) – der Calcaneus noch 1° invertiert zum Boden steht.

Diskussion

Patienten mit teilweise kompensiertem Rückfuß varus können unter chronischen Verstauchungen als Ergebnis dieser Fußstellung leiden. Da der Calcaneus ständig invertiert steht – sogar, wenn das STG maximal proniert ist –, wirkt die Kraft des Körpergewichts nach lateral des oberen Sprunggelenks ein und schafft so die Voraussetzung für die Inversionsverstauchung.

Die Patientin erlitt ihre 1. Verstauchung durch das Tragen hochhackiger Schuhe. Sie plantarflektieren den Talus mehr als normal. Die Plantarflektion bringt den schmaleren Teil der Sprunggelenkrolle in die Knöchelgabel. Da der vordere (anteriore) Teil der Sprunggelenkrolle breiter ist und mehr Stabilität in der Frontal-Ebene besitzt, erhält der schmalere Teil weniger Stabilität. Deshalb ist es nicht ungewöhnlich, beim Tragen hochhackiger Schuhe Verstauchungen zu erleben.

Im Fall dieser Patientin unterstützen der invertierte Calcaneus und die laterale Verlagerung des Körpergewichts durch das obere Sprunggelenk eine Inversionsverstauchung.

Fallstudie 4

Ein Handelsvertreter (50 Jahre) klagt über Beschwerden durch schnelle Ermüdung der Füße, wenn er seine Kunden betreut und dabei teilweise lange Wege zurücklegen muss.

Die Ermüdung der Füße ist gegen Mittag spürbar. Sein Eindruck ist, dass die Beschwerden im rechten Fuß am stärksten sind.

Bei der Untersuchung ergeben sich folgende Werte im unbelasteten/belasteten Zustand des Fußes:

	Re	Li
Maximale Inversion des Calcaneus (STG-Supination) in Bezug zur Mittellinie des distalen Unterschenkel-Drittels	27°	26°
Maximale Eversion des Calcaneus (STG-Pronation) in Bezug zur Mittellinie des distalen Unterschenkel-Drittels	3°	7°
Varus-Stellung der Tibia (Tibia vara)	4°	4°

Zu bestimmen sind die Neutralstellung des STG, die neutrale Fersenstellung und die entspannte Fersenstellung.

Bestehen eine subtalare und/oder eine Rückfußdeformität? Wenn ja, zu welchem Grad?

Falls ein Rückfuß varus besteht, soll entschieden werden, ob er vollständig oder teilweise kompensiert ist.

Berechnung und Auswertung
Neutralstellung des STG, rechts = 7° invertiert
Neutralstellung des STG, links = 4° invertiert
Rechte Seite = 7° Subtalar varus
Linke Seite = 4° Subtalar varus
Neutrale Fersenstellung, rechts = 11° invertiert
Neutrale Fersenstellung, links = 8° invertiert
Rechte Seite = 11° Rückfuß varus
Linke Seite = 8° Rückfuß varus
Entspannte Fersenstellung, rechts = 1° invertiert
Entspannte Fersenstellung, links = 0°
Rechte Seite = teilweise kompensierter Rückfuß varus
Linke Seite = vollständig kompensierter Rückfuß varus

Diskussion

Auf der rechten Seite proniert der Patient sein STG maximal und erreicht trotzdem keine waagerechte Stellung des Calcaneus. Der rechte Fuß ist deshalb höchst instabil. Dies zählt für die richtige Einschätzung seiner deutlicheren Muskelermüdung auf der rechten Seite.

Auf der linken Seite ist der Rückfuß varus vollständig kompensiert. Es sind noch zusätzliche 3° Pronation zur waagerechten Stellung des Calcaneus verfügbar. Der Patient proniert zwar auf der linken Seite sehr, benutzt aber nicht alle verfügbare Pronation. Dies verleiht dem Fuß ein wenig mehr Stabilität als auf der rechten Seite. Daher wird die Muskulatur auf der linken Seite nicht so stark belastet wie auf der gegenüberliegenden Seite. Die Muskelermüdung macht sich deshalb auf der linken Seite weniger bemerkbar.

Anmerkung: In diesem Beispiel wurden zwei unterschiedliche Bewegungsumfänge des STG genannt. Gewöhnlich ist bei den Patienten der Bewegungsumfang des STG nahezu gleich. Sicherlich mögen immer kleinere Differenzen auftreten, sie liegen aber oft an der ungenauen Messung des Untersuchers.

Fallstudie 5

Ein Maurer (32 Jahre) klagt über erhebliche Schmerzen im medialen Fußgewölbe beider Füße. Mit den Schmerzen hat er – seitdem er erwachsen ist – die meiste Zeit gelebt. Kürzlich hat er in der Firma die Vorarbeiterstellung übernommen und bewegt sich mehr als zuvor. Mit dieser Zunahme der Arbeit sind die Beschwerden stärker geworden.

Bei der Untersuchung ergeben sich folgende Werte im unbelasteten/belasteten Zustand des Fußes:

	Re	Li
Maximale Inversion des Calcaneus (STG-Supination) in Bezug zur Mittellinie des distalen Unterschenkel-Drittels	9°	10°
Maximale Eversion des Calcaneus (STG-Pronation) in Bezug zur Mittellinie des distalen Unterschenkel-Drittels	9°	11°
Varus-Stellung der Tibia (Tibia vara)	0°	0°

Zu bestimmen sind die Neutralstellung des STG, die neutrale Fersenstellung und die entspannte Fersenstellung.

Bestehen eine subtalare und/oder eine Rückfußdeformität? Wenn ja, zu welchem Grad?

Falls ein Rückfuß varus/valgus besteht, soll entschieden werden, ob er vollständig oder teilweise kompensiert ist.

Berechnung und Auswertung

Neutralstellung des STG, rechts = 3° evertiert
Neutralstellung des STG, links = 4° evertiert
Rechte Seite = 3° Subtalar valgus
Linke Seite = 4° Subtalar valgus
Neutrale Fersenstellung, rechts = 3° evertiert
Neutrale Fersenstellung, links = 4° evertiert
Da keine Tibia vara besteht, besitzt sie keinen Einfluss auf die neutrale Fersenstellung.
Rechte Seite = 3° Rückfuß valgus
Linke Seite = 4° Rückfuß valgus
Entspannte Fersenstellung, rechts = 10° evertiert
Entspannte Fersenstellung, links = 11° evertiert
Die entspannte Fersenstellung beträgt beim rechten Fuß 10°, weil das STG beim Rückfuß valgus von über 2° vollständig proniert, beim linken Fuß sind es 11° Pronation.

Diskussion

In diesem Beispiel sind beide STG maximal proniert, weil ein Rückfuß valgus von > 2° besteht. Schmerzen im medialen Fußgewölbe kommen bei den Patienten häufig vor, deren STG gezwungen ist, bis zum Ende seines Bewegungsumfangs zu pronieren.

Die Pronation bei intertarsaler Gelenkstabilität verursacht bei den Fußgewölben eine Abflachung, welche die Plantaraponeurose mehr als normal anspannt. Hieraus folgt eine Entzündungsreaktion der Faszie bei mehr Bewegung. Dies erklärt, warum eine chronische Fasciitis durch starke STG-Pronation während der Fußbelastung verschlimmert werden kann.

Fallstudie 6

Eine Langläuferin (20 Jahre) stellt sich in der Praxis wegen schmerzhafter Callositas-Bildung am „Ballen“ des rechten Fußes vor.

Nach der Anamnese stellt sich heraus, dass die Patientin die Hyperkeratose schon immer gehabt hat. Seit ihrem professionellen Training sind die Verhornungen und die dadurch verursachten Beschwerden mehr geworden.

Bevor die Messungen für die Stellung des STG beginnen, fällt auf, dass sich die Callositas unter dem 2. Metatarsalkopf des rechten Fußes befindet. Außerdem ist ein beginnender Hallux valgus am rechten Fuß festzustellen.

Bei der Untersuchung ergeben sich folgende Werte im unbelasteten/belasteten Zustand des Fußes:

	Re	Li
Maximale Inversion des Calcaneus (STG-Supination) in Bezug zur Mittellinie des distalen Unterschenkel-Drittels	13°	13°
Maximale Eversion des Calcaneus (STG-Pronation) in Bezug zur Mittellinie des distalen Unterschenkel-Drittels	14°	11°
Varus-Stellung der Tibia (Tibia vara)	1°	2°

Zu bestimmen sind die Neutralstellung des STG, die neutrale Fersenstellung und die entspannte Fersenstellung.

Bestehen eine subtalare und/oder eine Rückfußdeformität? Wenn ja, zu welchem Grad?

Falls ein Rückfuß varus besteht, soll entschieden werden, ob er vollständig oder teilweise kompensiert ist.

Berechnung und Auswertung

Neutralstellung des STG, rechts = 5° evertiert
Neutralstellung des STG, links = 3° evertiert
Rechte Seite = 5° Subtalar valgus
Linke Seite = 3° Subtalar valgus
Neutrale Fersenstellung, rechts = 4° evertiert
Neutrale Fersenstellung, links = 1° evertiert

Im Rückblick: Es ist wichtig zu verstehen, warum eine Varus-Stellung der Tibia Einfluss auf die Calcaneus-Stellung in Bezug auf den Boden ausübt.
Rechte Seite = 4° Rückfuß valgus
Linke Seite = 1° Rückfuß valgus
Entspannte Fersenstellung, rechts = 13° evertiert
Entspannte Fersenstellung, links = 1° evertiert

Eine Rückfuß-valgus-Deformität muss > 2° betragen, um das STG maximal pronieren zu lassen. Wenn die Rückfuß-valgus-Deformität 2° oder weniger beträgt, wird das STG davon nicht berührt.

Ein anderer wichtiger Gedanke ist, dass ein Fuß mit maximal proniertem STG wie ein „Plattfuß" aussieht. Dies wird bestimmt der Fall sein, wenn 13° Eversion des Calcaneus vorliegen.

Diskussion

Weil der rechte Fuß maximal proniert steht, bildet sich unter dem 2. Metatarsalkopf der Patientin Callositas. Sie entsteht, weil die laterale Seite des Fußes nicht den Boden berührt, aber dafür umso mehr die mediale Seite des Fußes. (Ein evertierter Rückfuß wird alles, was distal von ihm liegt, ebenfalls evertieren.)

Wie später noch beschrieben wird, vergrößert die Pronation des STG den Bewegungsumfang des 1. Strahls. Dadurch erhält der 2. Strahl die Hauptbelastung des Körpergewichts. Da die Patientin ein größeres Trainingspensum absolvierte, hat das die Schmerzsituation des Fußes letztendlich verschlimmert.

Es ist erwähnenswert, dass die Verhornung unter dem 2. Metatarsalkopf ein relativ seltenes Zeichen für einen Rückfuß valgus ist.

Die „Ballen"-Deformität (Hallux valgus) ist im Anfangsstadium eine Folge ständiger Pronation. Wenn diese Pronation in den frühen Stadien begrenzt werden kann, besteht die Chance, dass sich diese Deformität in seiner Entwicklung verzögert oder nicht weiter bildet.

Fallstudie 7

Ein Kellner (52 Jahre) klagt über massive Beschwerden wegen Ermüdungserscheinungen der Beine und Füße. Die Schmerzen bestehen seit mehreren Jahren, da er meist mehr als acht Stunden im Restaurant tätig ist. Er hat mehrere Schuhtypen ausprobiert, aber ohne jeden Erfolg.

Bei der Untersuchung ergeben sich folgende Werte im unbelasteten/belasteten Zustand des Fußes:

	Re	Li
Maximale Inversion des Calcaneus (STG-Supination) in Bezug zur Mittellinie des distalen Unterschenkel-Drittels	21°	19°
Maximale Eversion des Calcaneus (STG-Pronation) in Bezug zur Mittellinie des distalen Unterschenkel-Drittels	12°	11°
Varus-Stellung der Tibia (Tibia vara)	2°	1°

Zu bestimmen sind die Neutralstellung des STG, die neutrale Fersenstellung und die entspannte Fersenstellung.

Bestehen eine subtalare und/oder eine Rückfußdeformität? Wenn ja, zu welchem Grad?

Falls ein Rückfuß varus besteht, soll entschieden werden, ob er vollständig oder teilweise kompensiert ist.

Berechnung und Auswertung

Neutralstellung des STG, rechts = 1° evertiert
Neutralstellung des STG, links = 1° evertiert
Rechte Seite = 1° Subtalar valgus
Linke Seite = 1° Subtalar valgus
Neutrale Fersenstellung, rechts = 1° invertiert
Neutrale Fersenstellung, links = 0°
Die rechte Neutralstellung der Ferse ist 1° invertiert, weil die Tibia vara die evertierte Stellung des Subtalar valgus um 1° korrigiert.
Desgleichen ist die linke Neutralstellung der Ferse 0°, weil die Tibia vara die evertierte Stellung des Subtalar valgus um 1° korrigiert.
Rechte Seite = 1° Rückfuß varus
Linke Seite = der Calcaneus steht waagerecht zum Boden (weder Rückfuß varus noch Rückfuß valgus)
Entspannte Fersenstellung, rechts = 0°
Entspannte Fersenstellung, links = 0°

Die rechte entspannte Fersenstellung von 0° entsteht durch Kompensation des Rückfuß varus (wenn genug Pronation vorhanden ist, um die Ferse waagerecht zu stellen).

Die linke entspannte Fersenstellung beträgt 0°, weil der Calcaneus waagerecht zum Boden steht, wenn kein Rückfuß varus oder valgus vorhanden ist.

Der rechte Rückfuß varus ist vollständig kompensiert.

Diskussion

Der biomechanische Status der Füße wird wahrscheinlich nicht die Ursache der Fuß- und Beinschwäche sein. Es ist keine übermäßige Pronation auf dem linken – und nur ganz wenig Pronation auf dem rechten Fuß vorhanden.

Wahrscheinlich werden die Beschwerden des Patienten zum angiologischen Formenkreis gehören. Diese Situation muss ärztlich abgeklärt werden.

Fallstudie 8

Ein Patient (26 Jahre) sucht die Praxis wegen schmerzhafter Callositas-Bildung unter dem rechten Fuß auf.

Er berichtet, dass er diese Callositas schon in den späten Jugendjahren gehabt hat, die sich jetzt aber schneller bildet und schmerzhafter ist, seit er vor einigen Monaten mit einem Lauftraining begonnen hat.

Er erinnert sich auch an beträchtliche Fuß- und Beinschmerzen – mehr am rechten als am linken Fuß –, nachdem er lange Wanderungen unternommen hatte. In den Jugendjahren war das linke Bein nach einem Skiunfall gebrochen.

Bei der Untersuchung ergeben sich folgende Werte im unbelasteten/belasteten Zustand des Fußes:

	Re	Li
Maximale Inversion des Calcaneus (STG-Supination) in Bezug zur Mittellinie des distalen Unterschenkel-Drittels	17°	17°
Maximale Eversion des Calcaneus (STG-Pronation) in Bezug zur Mittellinie des distalen Unterschenkel-Drittels	13°	13°
Valgus-Stellung der Tibia (Tibia valga)	0°	8°

Zu bestimmen sind die Neutralstellung des STG, die neutrale Fersenstellung und die entspannte Fersenstellung.

Bestehen eine subtalare und/oder eine Rückfußdeformität? Wenn ja, zu welchem Grad?

Falls ein Rückfuß varus besteht, soll entschieden werden, ob er vollständig oder teilweise kompensiert ist.

Berechnung und Auswertung

Neutralstellung des STG, rechts = 3° evertiert
Neutralstellung des STG, links = 3° evertiert
Rechte Seite = 3° Subtalar valgus
Linke Seite = 3° Subtalar valgus

Neutrale Fersenstellung, rechts = 3° evertiert
Neutrale Fersenstellung, links = 11° evertiert

Im Rückblick: Die neutrale Fersenstellung besteht nicht allein aus der Beziehung zwischen STG, Ferse und der Mittellinie des Unterschenkels, sondern auch der Mittellinie des Unterschenkels zum Boden.

In diesem Fall weist die linke Seite eine Tibia valga auf (eine evertierte Stellung der Tibia). Sie gleicht den Subtalar valgus nicht aus (wie bei der Tibia vara). In diesem Fall muss der ermittelte Winkelwert der Tibia valga hinzugezählt werden. Das Ergebnis ist eine neutrale Fersenstellung, die mehr als die Neutralstellung des STG evertiert ist. Mit anderen Worten: Es entstehen mehr Winkelgrade für den Rückfuß valgus, als es der Subtalar valgus angibt (der Wert für die Valgus-Stellung der Tibia muss hinzugezählt werden).
Rechte Seite = 3° Rückfuß valgus
Linke Seite = 11° Rückfuß valgus
Entspannte Fersenstellung, rechts = 13° evertiert
Entspannte Fersenstellung, links = 11° bis 14° evertiert

Im Rückblick: Wenn über 10° Rückfuß valgus bestehen, berührt der Talus-Kopf den Boden, bevor die gesamte verfügbare Pronation des STG verbraucht ist. Des Weiteren wird in solchen Situationen die entspannte Fersenstellung 0°–3° mehr betragen als die neutrale Fersenstellung. In diesem Fall erreicht sie einen Wert von 11°–14° Eversion für die entspannte Fersenstellung auf der linken Seite.

Anmerkung: Die größere Deformität (11°) ist weniger einer anomalen kompensatorischen Pronation ausgesetzt als die geringere Deformität (3°). Dies ist gewöhnlich der Fall, wenn man eine Rückfuß-valgus-Deformität von > 10° mit der von 3°–10° vergleicht.

Diskussion

Dieser Fall veranschaulicht die manchmal eigentümliche Art der Rückfuß-valgus-Deformität. Ein Rückfuß valgus von > 10° sieht aus wie eine schwere Flachfußdeformität. Dabei wirkt sie jedoch – im Gegensatz zu anderen schwereren Deformitäten – weniger schädigend für den Fuß (z. B. durch STG-Pronation).

Zur Beurteilung der asymmetrischen Tibia-Stellung mag der Patient seine Tibia-valga-Stellung von 8° nach seinem Beinbruch in der Jugendzeit erworben haben. Gewöhnlich sind die Tibia- sowie die Gelenkstellung der Füße auf beiden Seiten relativ symmetrisch.

Die Callositas unter dem rechten Fuß befindet sich wahrscheinlich unter dem 2. Metatarsalkopf – einer Stelle, die in diesem Fall typisch für den Rückfuß valgus ist.

Im Rückblick: In der Fallstudie 6 war der Rückfuß valgus nicht allein die Ursache der Hyperkeratose. Sie bildet sich dann, wenn anomale Scherkräfte unter dem Metatarsalkopf entstehen. Dies war beim rechten Fuß des Patienten der Fall (dort war ein geringerer Rückfuß valgus vorhanden, der mehr anomale kompensatorische Pronation des STG erforderte).

Fallstudie 9

Eine Patientin (30 Jahre) stellt sich in der Praxis wegen einer schmerzhaften Beule an der Rückseite der rechten Ferse vor.

Diese hat sich vergrößert, seit sie vor neun Monaten eine Anstellung begonnen hat. Sie hat diese Beule auch schon früher – als sie um die 20 Jahre alt war – bemerkt. Sie trägt bequeme Schuhe mit höherem Absatz und gutem Fersenhalt.

Bei der Untersuchung ergeben sich folgende Werte im unbelasteten/belasteten Zustand des Fußes:

	Re	Li
Maximale Inversion des Calcaneus (STG-Supination) in Bezug zur Mittellinie des distalen Unterschenkel-Drittels	18°	15°
Maximale Eversion des Calcaneus (STG-Pronation) in Bezug zur Mittellinie des distalen Unterschenkel-Drittels	6°	12°
Varus-Stellung der Tibia (Tibia vara)	3°	3°

Zu bestimmen sind die Neutralstellung des STG, die neutrale Fersenstellung und die entspannte Fersenstellung.

Bestehen eine subtalare und/oder eine Rückfußdeformität? Wenn ja, zu welchem Grad?

Falls ein Rückfuß varus besteht, soll entschieden werden, ob er vollständig oder teilweise kompensiert ist.

Berechnung und Auswertung

Neutralstellung des STG, rechts = 2° invertiert
Neutralstellung des STG, links = 3° evertiert

Rechte Seite = 2° Subtalar varus
Linke Seite = 3° Subtalar valgus
Neutrale Fersenstellung, rechts = 5° invertiert
Neutrale Fersenstellung, links = 0°
Rechte Seite = 5° Rückfuß varus
Linke Seite = 0°
Entspannte Fersenstellung, rechts = 0°
Entspannte Fersenstellung, links = 0°

Die rechte Seite ist eine vollständig kompensierte Rückfuß-varus-Deformität.

Diskussion

Die schmerzhafte Beule an der Fersenrückseite der Patientin wird gelegentlich durch Scherkräfte zwischen der hinteren Seite des pronierenden Calcaneus und der Haut erzeugt. Sie wird durch die Fersenkappe des Schuhs relativ unbeweglich gehalten und erhält dadurch mehr Reizung (= statische Reibung) als der Calcaneus selbst. Es muss evtl. eine Haglund-Exostose abgeklärt werden. Orthosen können die Eversion der Ferse und die Reibungskräfte deutlich verringern.

Fallstudie 10

Ein Großhändler (44 Jahre) hat erhebliche Beschwerden im medialen Fußgewölbe. Diese Schmerzen bestehen seit 20 oder 30 Jahren. Er hat vor vielen Jahren Einlagen bekommen, welche die Schmerzen erträglich machten. Während eines Urlaubs hatte er die Einlagen verloren. Seitdem haben sich die Beschwerden verschlimmert.

Bei der Untersuchung ergeben sich folgende Werte im unbelasteten/belasteten Zustand des Fußes:

	Re	Li
Maximale Inversion des Calcaneus (STG-Supination) in Bezug zur Mittellinie des distalen Unterschenkel-Drittels	15°	16°
Maximale Eversion des Calcaneus (STG-Pronation) in Bezug zur Mittellinie des distalen Unterschenkel-Drittels	6°	5°
Varus-Stellung der Tibia (Tibia vara)	3°	3°

Zu bestimmen sind die Neutralstellung des STG, die neutrale Fersenstellung und die entspannte Fersenstellung.

Bestehen eine subtalare und/oder eine Rückfußdeformität? Wenn ja, zu welchem Grad?

Falls ein Rückfuß varus besteht, soll entschieden werden, ob er vollständig oder teilweise kompensiert ist.

Berechnung und Auswertung
Neutralstellung des STG, rechts = 1° Inversion
Neutralstellung des STG, links = 2° Inversion
Rechte Seite = 1° Subtalar varus
Linke Seite = 2° Subtalar varus
Neutrale Fersenstellung, rechts = 4° invertiert
Neutrale Fersenstellung, links = 5° invertiert
Rechte Seite = 4° Rückfuß varus
Linke Seite = 5° Rückfuß varus
Entspannte Fersenstellung, rechts = 0°
Entspannte Fersenstellung, links = 0°

Beide Seiten sind vollständig kompensierte Rückfuß-varus-Deformitäten.

Diskussion

Der Patient hat Schmerzen im medialen Fußgewölbe, weil die notwendige STG-Pronation seinen Rückfuß varus vollständig kompensiert.

Dieser Fall veranschaulicht die Wichtigkeit der Tibia-Stellung, da in diesem Fall kaum eine subtalare Deformität vorhanden ist.

Obgleich Einlagen (Fußstützen) hergestellt werden – sie unterscheiden sich sehr von den heutigen Orthosen –, wird die Verringerung der anomalen STG-Pronation mit unterschiedlichem Erfolg aufs Geratewohl erreicht.

Bei der Behandlung der Rückfuß- (und Vorfuß-)Pathologien ist es notwendig, spezielle Orthosen herzustellen, die das vorliegende biomechanische Problem aufgreifen und beheben können.

11 Auswirkungen der STG-Pronation während des Gehens

11.1 Die Funktion des Subtalar-Gelenks während der Gangabwicklung

Da der Fuß durch Supination des STG nach dem Abheben der Ferse als stabiler Hebel funktioniert, wird das Körpergewicht mit großer Effektivität nach vorn bewegt.

Würde das STG während der Propulsionsphase und dem Abheben der Zehen stattdessen pronieren, erhielte der Fuß mehr Beweglichkeit und würde instabil. Die Muskulatur würde dann mehr Kraft benötigen, um das Körpergewicht nach vorn zu bewegen.

Einige Fußpathologien verursachen eine solche anomale Pronation während der Propulsionsphase. Als Folge können hypermobile Gelenke entstehen und enorme Scherkräfte auf der Haut und den darunterliegenden Geweben und Gelenken verursachen. Scherkräfte besitzen eine höhere Kraftwirkung als jene Kräfte, die ein Gleiten bewirken.

Die Hypermobilität wird als instabiler Zustand der Gelenke definiert, die eigentlich Stabilität aufweisen müssten.

In Bezug auf die Epidermis der Haut entstehen durch diese Scherkräfte im Bereich des Vorfußes – besonders unter den Metatarsalköpfen – Hyperkeratosen wie Callositas und Clavi. Zwischen Haut und Knochen können sich weitere Irritationen des Gewebes ereignen wie die Entstehung von Schleimbeutelentzündungen, Entzündung der Knochenhaut, Blutergüsse und Fibrosen (Vermehrung des Bindegewebes).

Die Kräfte, denen ein stabilisiertes Gelenk widerstehen könnte, sind in der Lage, das instabile hypermobile Gelenk zu deformieren und Luxationen (Ausrenkungen) der Fußgelenke hervorzurufen. Durch einen vergrößerten Bewegungsspielraum der Zehengelenke entstehen Hallux valgus, Hallux rigidus, Hammerze-

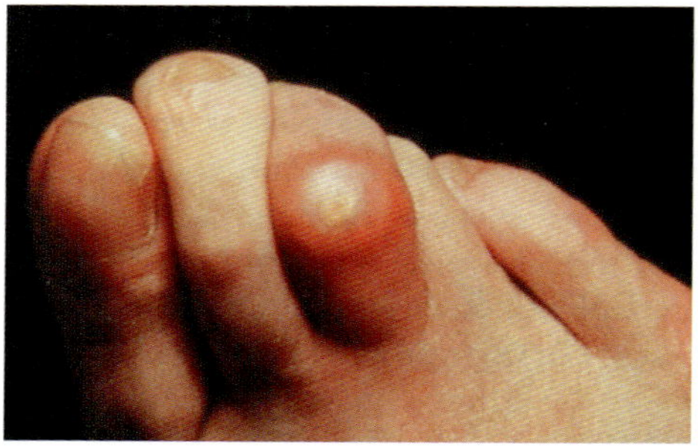

Abb. 11.1 Bursitis (Schleimbeutelentzündung) über dem mittleren phalangealen Gelenk der 3. Zehe. Die 4. Zehe ist subluxiert (unterlagert).

hen oder subluxierte Zehen (durch Luxation unterlagerte Zehen, s. Abb. 11.1).

Zur Übung:

Die anomale Pronation während der Abstoßphase (Propulsionsphase) des Fußes ruft zwischen der Haut und den Knochen des .... Scherkräfte hervor.

Vorfußes

Die Hypermobilität verursacht .... der Gelenke.

Luxationen

Ein häufiges Ergebnis der Scherkräfte ist die Entstehung von ....

Hyperkeratosen/ Callositas

Davon besonders betroffene Gelenke des Vorfußes sind die ....

Metatarsalköpfe

11.2 Der Rückfuß varus und die Auswirkungen auf den Gang

Bei Patienten mit Rückfuß varus bleibt das STG vom Fersenkontakt bis zum Ende der Standphase meist in pronierter Stellung. Anschließend – in der Propulsionsphase – supiniert das STG. Diese Zeit reicht allerdings nicht aus, um das STG aus der Pronation in die Supination zu bringen. (Bei einem normalen Fuß proniert das STG während der Fersenkontaktphase und supiniert anschließend von der späten Standphase bis zur Propulsionsphase hindurch.)

Je nach Ausprägung des Rückfuß varus und der – durch die Kompensation bedingten – anomalen Pronation des STG sind

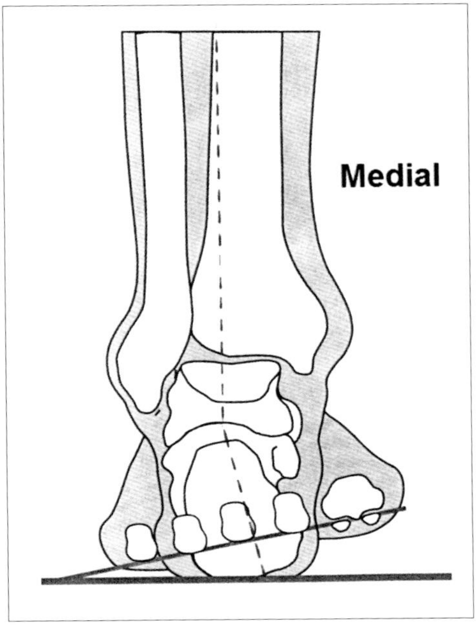

Abb. 11.2 Skizze des Rückfuß varus, linker Fuß. Die Kompensation geschieht durch Pronation, wodurch der Vorfuß eine vollflächige Belastung erhält.

hypermobile Gelenke und Auswirkungen der Scherkräfte möglich (Abb. 11.2).

11.3 Der Equinus-Fußtyp und die Auswirkungen auf den Gang

Bei einem Equinus-Fußtyp (Dorsalextension des oberen Sprunggelenks < 10°) sieht man ebenfalls eine STG-Pronation während der Propulsionsphase. Dies geschieht überwiegend, sodass durch die Zunahme der Beweglichkeit des Fußes die Anpassung zur Bodenoberfläche länger andauert. Da diese Art der Kompensation während der Kontakt- und Standphase Pronation erfordert, kann die Pronation kurz vor der Propulsionsphase ausgeprägt sein. Folglich bleibt das STG während der Propulsion in pronierter Stellung.

Häufig ist die Kontraktion des M. triceps surae (M. gastrocnemius + M. soleus) Ursache des Equinus-Fußtyps, weil das obere Sprunggelenk (Talocruralgelenk) in einer mehr oder minder plantarflektierten Stellung verbleibt.

Die Tendenz zu hypermobilen Gelenken und Luxationen ist hier gegeben.

Für einen Equinus-Fuß, der sein STG während der Propulsion in Pronation hält, ist es für die Ferse notwendig, zu Beginn der Kontaktphase Bodenkontakt zu haben.

Ist der Equinus so ausgeprägt, dass die Ferse zu Beginn der Kontaktphase keinen Bodenkontakt besitzt, widerstehen die Bodenreaktionskräfte nicht den supinatorisch wirkenden Muskeln auf das STG. Dies endet in einer supinierten Deformität des Fußes.

Zur Übung:

Rückfuß varus
Equinus

Die beiden Rückfußpathologien, welche eine STG-Pronation während der Propulsionsphasen verursachen, sind der .... und der ....-Fußtyp.

proniert

Bei beiden Fußtypen steht das STG während der Kontakt- und mittleren Standphase ....

STG-Pronation
Luxation

Kurz vor der Propulsionsphase wird der Equinus-Fußtyp in eine starke .... treten.
Hierdurch vergrößert sich die Tendenz für eine Gelenk- .... zu Beginn der Propulsionsphase.

proniert

Beim Equinus-Fuß-Patienten wird das STG während der Propulsionsphase .... bleiben.

11.4 Auswirkungen des Rückfuß valgus und der tarsalen Verschmelzungen auf den Gang

Bei einem Rückfuß valgus besteht eine ständige Pronation des STG während der gesamten Standphase des Ganges bis hin zur Propulsion des Fußes. Eine Kompensation der Fußstellung ist durch eine – allerdings in dieser Kombination selten vorkommende – Varus-Stellung der Tibia geringfügig möglich. Das Gangbild ist deshalb apropulsiv, ohne Abstoßkraft des Fußes vom Boden.

Im Rückblick: Ein Rückfuß valgus > 2° und < 10° wird eine maximale STG-Pronation verursachen. Wenn der Wert des

Rückfuß valgus 10° oder darüber aufweist, wird das STG 0°–3° ab seiner Neutralstellung pronieren.

Eine tarsale Verschmelzung kann aus einer knöchernen Synostose (knöchernen Verschmelzung) zwischen zwei oder mehr Knochen des Rückfußes bestehen (Abb. 11.3). In der Bewegung stark eingeschränkt ist hauptsächlich das STG. Tarsale Verschmelzungen verursachen den gesamten Gangzyklus hindurch eine Pronation, um die Reizung auf das STG zu verringern.

Alle Rückfußpathologien, die eine STG-Pronation während der Propulsionsphase verursachen, werden eine Hypermobilität der Gelenke auch im Vorfuß erzeugen. Ebenso werden sich die anomalen Scherkräfte auf den Vorfuß auswirken.

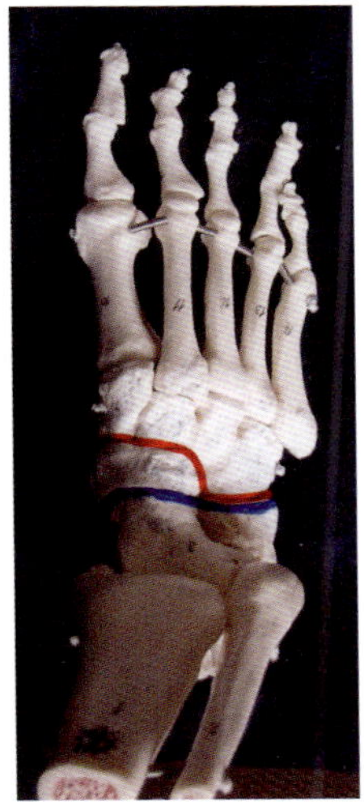

Abb. 11.3 Tarsale Verschmelzung. Bereich einer Synostose zwischen Calcaneo-Cuboid und Talonaviculargelenk, angedeutet durch rote Linie. Normaler Verlauf der Chopart-Gelenklinie, angedeutet durch blaue Linie.

Zur Übung:

Es gibt vier Hauptarten der Rückfuß-Pathologien, welche die Pronation des STG während der Propulsionsphase verursachen. Dies sind der Rückfuß ...., der Rückfuß ...., die tarsale .... und der ....Fußtyp.

varus
valgus
Verschmelzung
Equinus-

Die Voraussetzung für eine starke STG-Pronation kurz vor der Propulsionsphase schafft der ....Typ.

Equinus-Fuß-

Die Bedingung, bei der nur wenig STG-Supination während der Propulsionsphase vorhanden ist (obgleich das STG lange in Pronation bleibt), schafft der ....

Rückfuß varus

Die Voraussetzung für eine STG-Pronation während der gesamten Standphase schaffen die .... und der ....

tarsale Verschmelzung
Rückfuß valgus

Die einzige Rückfuß-Pathologie, die eine supinierte Deformität des Fußes verursacht, ist der Pes-....................-Fußtyp. Bei dieser Deformität berührt die Ferse .... den Boden zu Beginn der Fersenkontaktphase.

equinus
nicht

Anmerkung: Das Kapitel 16 beschreibt die Auswirkung der Vorfußpathologien auf die Gangabwicklung.

Fragen

1. Das STG supiniert normalerweise:
a. während der Kontaktphase
b. die späte Standphase hindurch
c. die Propulsionsphase hindurch
d. a + b
e. b + c

2. Das STG proniert während der gesamten Kontakt- und Standphase und supiniert etwas in der Propulsionsphase bei Patienten mit:
a. Rückfuß varus
b. Rückfuß valgus
c. Tarsalverschmelzungen
d. a + b
e. b + c

3. Die Hypermobilität der Gelenke ist das Ergebnis:
a. der STG-Pronation
b. von anomalen Scherkräften
c. der Gelenkluxation
d. a + b
e. b + c

4. Eine ständige STG-Pronation während der Standphase des Ganges kommt vor:
a. beim Rückfuß varus
b. beim Rückfuß valgus
c. bei der Tarsalverschmelzung
d. a + b
e. b + c

5. Die Supination in der Schwungphase des Fußes erfolgt, um die Länge des Unterschenkels wirkungsvoll zu verringern.
a. richtig
b. falsch

6. Die Hypermobilität der Gelenke sowie die Scherkräfte – als Folge anomaler STG-Pronation – sind besonders auffällig während der:
a. Kontaktphase
b. Standphase
c. Propulsionsphase
d. Schwungphase
e. a + d

7. Bei Fersenkontakt befindet sich das STG in:
a. einer leicht pronierten Stellung
b. einer leicht supinierten Stellung
c. Neutralstellung
d. weder a noch b
e. weder b noch c

8. Durch anomale Scherkräfte können entstehen:
a. eine Entzündung der Bursa
b. eine Fibrosis
c. ein Bluterguss
d. a + b
e. a + b + c

9. Eine starke Pronation des Fußes sieht man bei Patienten mit:
a. Rückfuß valgus
b. Rückfuß varus
c. Varus-Stellung der Tibia
d. Tarsalverschmelzung
e. a + d

10. Eine schwere Equinus-Deformität, bei der die Ferse zu Beginn der Gangabwicklung nicht den Boden berührt, wird:
a. eine pronierte Deformität des Fußes verursachen
b. eine supinierte Deformität des Fußes verursachen
c. keine Auswirkung auf die Stellung des Fußes haben
d. einen kompensatorisch plantarflektierten 1. Strahl verursachen
e. einen kompensatorischen Vorfuß valgus verursachen

Lösungen

1.	2.	3.	4.	5.	6.	7.	8.	9.	10.
e	a	a	e	b	c	b	e	e	b

12 Bewegungsumfang und Funktion des Chopart-Gelenks

12.1 Die Achsen des Chopart-Gelenks

Das Chopart-Gelenk besitzt zwei Achsen, die Längsachse und die Querachse. Um beide Achsen finden finden durch Verknüpfung dreidimensionale Bewegungen statt (Achsverlauf siehe Kap. 3 und 13).

Die Längsachse des Chopart-Gelenks verläuft fast parallel zur Transversal- und Sagittal-Ebene. Wegen dieser räumlichen Orientierung bewegt sie sich nur in der Frontal-Ebene mit der Möglichkeit der Inversion und Eversion.

Die Querachse des Chopart-Gelenks ist in der Lage, die Bewegung in der Sagittal- und Transversal-Ebene zu ermöglichen. Seine Gelenkachse liegt beinahe im gleichen Winkel zur Sagittal- und Transversal-Ebene zu zirka 55°.

Im Durchschnitt liegen die Winkel der Querachse des Chopart-Gelenks zu 57° in der Sagittal-Ebene und zu 52° in der Transversal-Ebene. Da wir genauere Winkelangaben nicht nutzen können, ist es einfacher, sich für beide Ebenen lediglich 55° zu merken.

Da es zwei Bewegungsebenen um die Querachse des Chopart-Gelenks gibt, ist es wichtig zu wissen, welche Bewegungen in der Transversal-Sagittal-Ebene miteinander verknüpft sind.

Ohne Verknüpfung geschehen in der Transversal-Ebene die Einzelbewegungen Adduktion/Abduktion und in der Sagittal-Ebene die Einzelbewegungen Plantarflexion/Dorsalextension.

Um die Bewegung der Querachse leichter zuordnen zu können, gibt es eine Eselsbrücke für die miteinander verknüpften Bewegungen. Er lautet: **„pad“** und **„dab“**.

> *„**pad**“: mit der **P**lantarflexion geschieht ebenfalls eine **Ad**duktion*
> *„**dab**“: mit der **D**orsalextension geschieht gleichfalls eine **Ab**duktion*

Die Bewegungen der Achsen sind wichtig, um die Chopart-Gelenk-Funktion während der Gangabwicklung zu verstehen.

Quer-
Längs-
Quer-

Zur Übung:
Die Bewegung in den drei Ebenen ist durch das Zusammenspiel der zwei Chopart-Gelenk-Achsen möglich:
Die Bewegung in der Sagittal-Ebene erfolgt um die .... achse des Chopart-Gelenks.
Die Bewegung in der Frontal-Ebene erfolgt um die .... achse des Chopart-Gelenks.
Die Bewegung in der Transversal-Ebene erfolgt um die .... achse des Chopart-Gelenks.

Längsachse
Inversion
Eversion

Die Bewegungen um die .... des Chopart-Gelenks (in der Frontal-Ebene) sind die .... und die ....

Adduktion
Abduktion

Die Bewegungen um die Querachse des Chopart-Gelenks sind miteinander verknüpft.
Die Plantarflexion geschieht mit .... , die Dorsalextension mit ....

Inversion
Eversion
Frontal-

Die Bewegungen um die Längsachse des Chopart-Gelenks lauten .... und ....
Sie finden in der ....Ebene statt.

12.2 Der Bewegungsumfang des Chopart-Gelenks in Abhängigkeit von der Stellung des Subtalar-Gelenks (STG)

Der Bewegungsumfang der Querachse des Chopart-Gelenks ist unbekannt. Für die Längsachse des Chopart-Gelenks beträgt der Bewegungsumfang zirka 5°–7°.

Für die praktische Anwendung dieses Wertes ist es wichtig zu wissen, dass der Bewegungsumfang des Chopart-Gelenks von der Stellung des STG abhängig ist.

Den Grund dafür kann man am Umriss und am Aufbau der zwei proximalen Gelenkflächen des Chopart-Gelenks erkennen (Abb. 12.1).

Die Gelenkflächen liegen fester zueinander, wenn das STG maximal supiniert ist. Dies erlaubt einen festeren Kontakt der beteiligten Knochen und einen geringeren Bewegungsumfang.

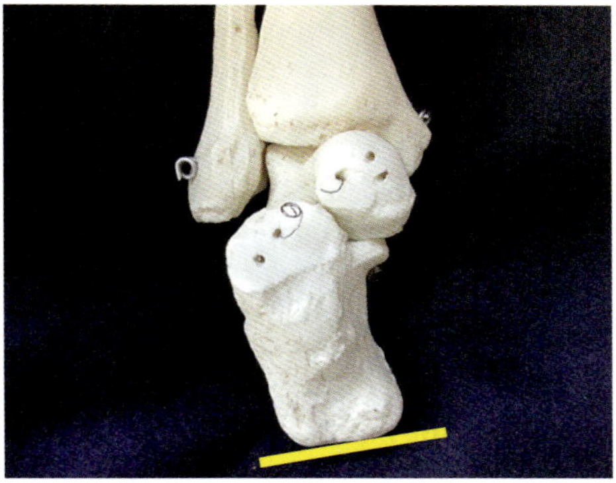

Abb. 12.1 Am Fußskelett-Modell des rechten Fußes freigelegte proximale Chopart-Gelenk-Flächen. Darstellung der Supination (Inversion der Ferse) durch festere Fügung der beteiligten Knochen. Im Bild: Talus und Calcaneus.

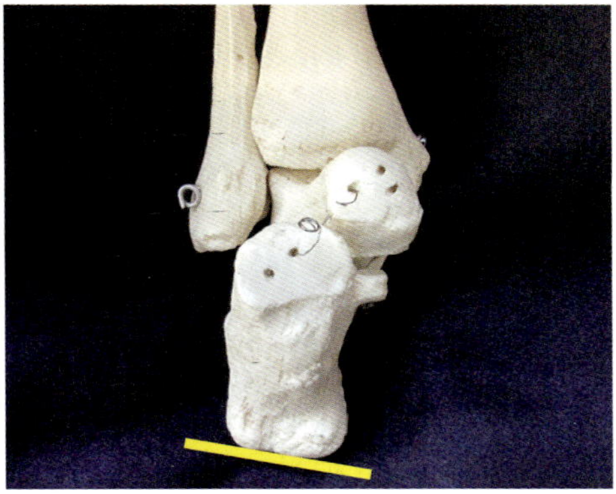

Abb. 12.2 Am Fußskelett-Modell des rechten Fußes freigelegte proximale Chopart-Gelenk-Flächen. Darstellung der Pronation (Eversion der Ferse) durch lockerere Fügung der beteiligten Knochen. Im Bild: Talus und Calcaneus.

Wenn das STG von der maximal supinierten in eine pronierte Stellung wechselt, lockern sich die Gelenkflächen und vergrößern den Bewegungsumfang (Abb. 12.2).

Diesen sehr wichtigen Zusammenhang (z. B. die Stellung der Chopart-Gelenk-Flächen, wenn das STG von der maximal supinierten in die maximal pronierte Position wechselt) sollte man sich in Ruhe mehrmals vor Augen führen.

Zur Übung:

Die Querachse des Chopart-Gelenks liegt in einem Winkel von *55*
....° zu beiden Ebenen (Transversal- und Sagittal-Ebene).

Die Bewegung um die Querachse des Chopart-Gelenks kann *Frontal-*
nicht in der ....Ebene stattfinden, da ihre Bewegungsach- *parallel*
se .... zu dieser Ebene verläuft.

5 Der ungefähre Bewegungsumfang der Chopart-Gelenk-Querachse ist nicht bekannt. Der ungefähre Bewegungsumfang der
7 Längsachse des Chopart-Gelenks beträgt zirka ....° bis ....°.

maximal proniert Deshalb überrascht es nicht, dass das Chopart-Gelenk seinen größten Bewegungsumfang besitzt, wenn das STG .... ist.

12.3 Funktion des Chopart-Gelenks

Der Fuß ist weniger anpassungsfähig, wenn das STG maximal supiniert ist und das Chopart-Gelenk seinen kleinsten Bewegungsumfang besitzt.

Wenn das STG maximal proniert, ist der Bewegungsumfang des Chopart-Gelenks vergrößert und ebenso die Anpassungsfähigkeit des Fußes auf seiner Auftrittsfläche.

Durch den geringen Bewegungsumfang des Chopart-Gelenks gelten beide Achsen als maximal proniert, wenn sich das STG – weder supiniert noch proniert – in Neutralstellung befindet.

Dieser Zusammenhang wird auch in der Praxis erkennbar, wenn bei einem normalen gesunden Fuß (STG in Neutralstellung, Chopart-Gelenk maximal proniert) die plantare Ebene des Vorfußes parallel zur plantaren Ebene des Rückfußes steht. Durch den geringen Bewegungsumfang des Chopart-Gelenks würde diese Normalstellung nicht eintreten, weil durch die STG-Supination die plantare Ebene des Vorfußes ebenfalls mit invertieren oder durch STG-Pronation evertieren würde.

Beim normalen Fuß steht in Neutralstellung des STG die plantare Fläche des Vorfußes parallel zur plantaren Fläche des Rückfußes.

Für die Praxis ist der Bewegungsumfang des Chopart-Gelenks in Bezug zur STG-Stellung sehr wichtig.

Wenn das Chopart-Gelenk normal funktioniert, erlaubt es dem Vorfuß, sich zusammen mit dem STG dem unebenen Boden während der Fersenkontakt-Phase anzupassen. Gleichermaßen wirkt es mehr und mehr als stabiler Hebel während der Stand- und Propulsionsphase während des Gehens.

Wenn das Chopart-Gelenk einen größeren Bewegungsumfang während der Stand- und Propulsionsphase als normal besitzt, werden die Muskeln – welche die Vorfußstellung kontrollieren – in dem Versuch überlastet, den Vorfuß zu stabilisieren.

Die Kraftrichtung der Muskeln ändert sich ebenfalls und verursacht deutliche Deformitäten an vielen Fußgelenken. Diese Änderung der Kraftrichtung durch anomale Chopart-Gelenk-Funktion kann Luxationen und/oder Verlagerungen der betroffenen Gelenke hervorrufen. Weil die Muskeln in solchen Fällen überlastet werden, findet man bei Vorfußpathologien oft auch Überlastungen der Muskulatur des Fußes und Beines.

Es ist eine Standarddefinition, dass sich der Richtwert für die Stellung des Chopart-Gelenks aus dem Verhältnis der plantaren Ebene der fünf Metatarsalköpfe zur plantaren Ebene des Rückfußes zusammensetzt. Vorausetzung: das Chopart-Gelenk steht um beide Achsen maximal proniert.

Die plantare Ebene der fünf Metatarsalköpfe ist in der Regel mit der plantaren Ebene des Vorfußes identisch. Die plantare lotrechte Ebene des Rückfußes wird gewöhnlich von der hinteren Mittellinie des Calcaneus abgeleitet.

Wenn man sich auf ein „stabilisiertes“ Chopart-Gelenk bezieht, bedeutet dies, dass beide Achsen des Chopart-Gelenks maximal proniert sind.

Da die Stellung der Chopart-Gelenk-Querachse nicht gemessen werden kann, muss man groben morphologischen Einschätzungen vertrauen, um seine Funktion bestimmen zu können.

Eine brauchbare Einschätzung basiert auf der Tatsache, dass mit der STG-Pronation die damit verbundenen Bewegungen um die Querachse des Chopart-Gelenks („**dab**“/Dorsalextension und Abduktion) ebenfalls vergrößert sind.

Ein Hinweis hierfür ist, dass der Vorfuß während der Fußbelastung relativ abduziert zum Rückfuß steht. Dies ist ein weiteres Zeichen dafür, dass die Bewegung im Chopart-Gelenk erhöht ist. Dies ist allerdings eine eher subjektive Einschätzung im Gegensatz zur Vorfuß-Rückfuß-Messung. Diese Abduktion kann allerdings – sogar bei extrem pronierten Füßen – nicht immer gesehen werden.

Das universell und preiswert einsetzbare Instrument zur Bestimmung der Chopart-Gelenk-Stellung (Vorfuß-Rückfuß-Stellung) ist das Goniometer (der Tractograph).

Für den Einsatz des Instruments muss das STG in Neutralstellung gebracht und das Chopart-Gelenk maximal proniert sein. Während der Fuß in dieser Stellung gehalten wird, hält man einen Arm des Winkelmessers auf die hintere Mittellinie des Calcaneus und den anderen Arm unter die Ebene der Metatarsalköpfe 1.-5. Der am Goniometer ablesbare Winkel gibt das Maß der plantaren Ebene des Vorfußes zur plantaren Ebene des Rückfußes wieder.

Ein zweites (bequemeres) Instrument ist das Vorfuß-Rückfuß-Messgerät. Für seinen Einsatz ist ebenfalls die Neutralstellung des STG mit maximaler Pronation des Chopart-Gelenks erforderlich.

Der offene Spalt des Instruments wird auf die hintere Mittellinie des Calcaneus gelegt und der flache Halbkreis des Gerätes in Höhe der Mittelfußköpfe unter den Vorfuß gehalten. Das Winkelverhältnis zwischen Vor- und Rückfuß kann an der Skala des Gerätes abgelesen werden (Abb. 12.3).

Beide Instrumente sind zur Messung gleichermaßen geeignet.

In Verbindung mit der STG-Stellung werden anomale Chopart-Gelenk-Funktionen mit den begleitenden Erkrankungen des Fußes in Kapitel 14 aufgegriffen.

Zur Bestimmung des Vorfuß-Rückfuß-Verhältnisses gehört es zum Standard, zu Beginn den Vorfuß maximal zu invertieren und anschließend zu evertieren, um das Ergebnis durch Distorsion (Verzeichnung) nicht zu verfälschen.

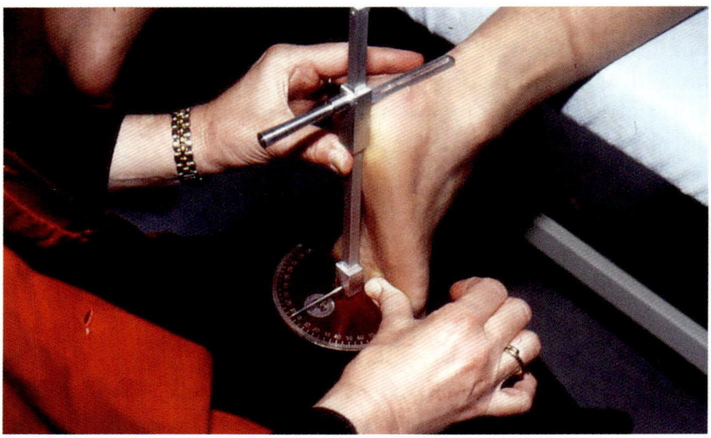

Abb. 12.3
Einsatz des Vorfuß-Rückfuß-Messgerätes

Zur Übung:

Ein Rückfuß varus, bei dem sich das STG während der Standphase des Ganges in anomal pronierter Stellung befindet, wird der Bewegungsumfang des Chopart-Gelenks .... sein. *vergrößert*

Mit einem Rückfuß varus sind anomale Überlastungen der Muskulatur des Fußes und Beines wegen der anomalen STG-Pronation ebenso wie durch den .... Bewegungsumfang des Chopart-Gelenks zu vermuten. *vergrößerten*

Bei einem Patienten mit einer Fußerkrankung, die eine anomale STG-Pronation während der gesamten Standphase des Fußes verursacht, könnte man eine .... der Fuß- und/oder Beinmuskulatur und eventuell Gelenk-...................... vermuten. *Überlastung* *Luxationen*

Im Rückblick:

Um die Chopart-Gelenk-Stellung zu bestimmen, beurteilen wir das Verhältnis der .... Ebene des Vorfußes zur .... Ebene des Rückfußes. Hierbei ist das Chopart-Gelenk maximal .... und das STG in Neutralstellung. *plantaren* *plantaren* *proniert*

Der standardisierte Richtwert für die Chopart-Gelenk-Stellung setzt sich aus dem Verhältnis zwischen der .... Ebene der fünf Metatarsalköpfe (z. B. die .... Ebene des ....) und der plantaren Ebene des .... zusammen. *plantaren* *plantare* *Vorfußes* *Rückfußes*

Es gibt in der Regel zwei Methoden, um die Vorfuß-Rückfuß-Stellung zu bestimmen. Beide Methoden verwenden als Referenz die hintere Mittellinie des Calcaneus, die im Normalfall .... zur plantaren Ebene des Vorfußes steht. *lotrecht (im rechten Winkel)*

Der Bewegungsumfang der Längsachse des Chopart-Gelenks beträgt zirka .....° bis ....° in der ....Ebene. *5* *7* *Frontal-*

Durch Verwendung beider Geräte (Goniometer/Vorfuß-Rückfuß-Messgerät) kann man sehr gut feststellen, dass sich durch Pronation des STG der Bewegungsumfang der Chopart-Gelenk-Längsachse .... und der Vorfuß relativ .... zum Rückfuß steht. *vergrößert* *evertiert*

invertiert
verringert

Ebenfalls steht bei maximaler Supination des STG der Vorfuß relativ .... zum Rückfuß und der Bewegungsumfang des Chopart-Gelenks ist ....

Fragen

1. Wenn von der Querachse des Chopart-Gelenks gesprochen wird, ist es richtig, dass mit der Plantarflexion auch gleichzeitig verbunden ist:
a. Eversion
b. Inversion
c. Abduktion
d. Adduktion
e. Plantarflexion mit jeder anderen damit verbundenen Bewegung

2. Wenn das Chopart-Gelenk beurteilt werden soll, ist es notwendig, dass das Gelenk um beide Achsen maximal proniert ist.
a. richtig
b. falsch

3. Ein vergrößerter Bewegungsumfang des Chopart-Gelenks – als Folge einer starken STG-Pronation – während der Stand- und Propulsionsphase verursacht:
a. mehr Flexibilität des Fußes
b. Überlastung der Muskulatur des Fußes und Beines
c. einen veränderten Kraftzug der Muskulatur, der viele Fußgelenke deformiert
d. a + b
e. a + b + c

4. Der Bewegungsumfang des Chopart-Gelenks ist von der Stellung des STG unabhängig.
a. richtig
b. falsch

5. Klinisch besitzt die Längsachse des Chopart-Gelenks zirka 5°–7° Bewegung. Sie liegt nahe der:
a. Sagittal-Ebene
b. Frontal-Ebene
c. Transversal-Ebene
d. a + b liegen fast gleich
e. a + c liegen fast gleich

6. Die Bewegungssachse der Längsachse des Chopart-Gelenks verläuft nahezu parallel mit der:
a. Sagittal-Ebene
b. Transversal-Ebene
c. Frontal-Ebene
d. a + b
e. b + c

7. Bei einem Patienten mit Rückfuß varus kann in der Standphase der Gangabwicklung ein verringerter Bewegungsumfang des Chopart-Gelenks festgestellt werden.
a. richtig
b. falsch

8. Bei einem normalen Fuß mit maximal um beide Achsen proniertem Chopart-Gelenk und Neutralstellung des STG steht der Vorfuß:
a. invertiert zur plantaren Ebene des Rückfußes
b. parallel zur plantaren Ebene des Rückfußes
c. evertiert zur plantaren Ebene des Rückfußes
d. zur plantaren Ebene des Rückfußes jeweils veränderlich
e. nichts von oben Genanntem ist korrekt

9. Mehr Bewegung des Chopart-Gelenks kann indirekt festgestellt werden, wenn der Vorfuß relativ adduziert zum Rückfuß steht.
a. richtig
b. falsch

10. Bei einem Patienten mit maximal proniertem STG ist der Bewegungsumfang des Chopart-Gelenks .... und die plantare Ebene des Vorfußes steht .... in Bezug zur plantaren Ebene des Rückfußes.
a. verringert; evertiert
b. verringert; invertiert
c. vergrößert; invertiert
d. vergrößert; evertiert
e. vergrößert; parallel

Lösungen

1.	2.	3.	4.	5.	6.	7.	8.	9.	10.
d	a	e	a	b	d	b	b	b	d

13 Die Funktion des Chopart-Gelenks während der Gangabwicklung

Der Bewegungsumfang des Chopart-Gelenks ist von der Stellung des Subtalar-Gelenks (STG) abhängig. Beide – STG und Chopart-Gelenk – unterliegen darüber hinaus während des Fersenkontaktes sowie in der Stand- und Propulsionsphase des Ganges dem Bodenwiderstand sowie Muskelaktivitäten.

Die beiden Achsen des Chopart-Gelenks bewegen sich unabhängig voneinander und üben nicht immer die gleiche Bewegung zur selben Zeit aus. Während die eine Achse proniert, kann zur gleichen Zeit die andere supinieren. Wie in der Praxis üblich, werden die Begriffe „pronieren" und „supinieren" für beide Chopart-Gelenk-Achsen verwendet. Danach bedeutet:

- **Pronation** für die Längsachse des Chopart-Gelenks: Eversion, für die Querachse im gleichen Sinne Dorsalextension und Abduktion (**Merksatz: „dab"**).
- **Supination** für die Längsachse des Chopart-Gelenks: Inversion, für die Querachse im gleichen Sinne Plantarflexion und Adduktion (**Merksatz: „pad"**).

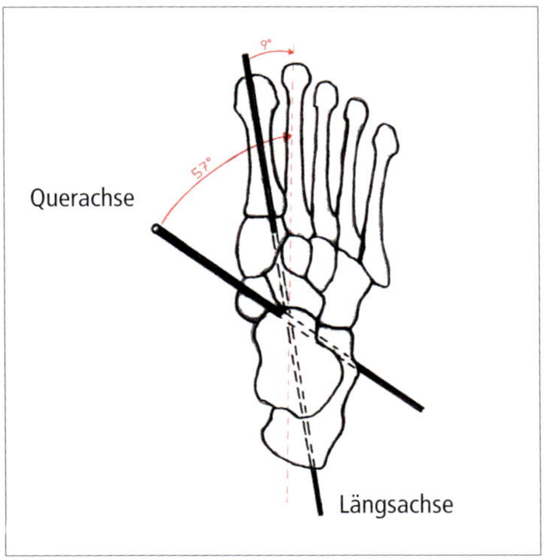

Abb. 13.1
Quer- und Längsachse des Chopart-Gelenks

13.1 Auswirkung der Muskelaktivität auf das Chopart-Gelenk

Während der zweiten Hälfte der Schwungphase des Ganges supiniert das STG. Dies geschieht, um dem Fuß für den bevorstehenden Fersenkontakt Gelenkstabilität zu geben. Bevor der Fuß supiniert, sind die Muskeln, die den Fuß während der ersten Hälfte der Schwungphase evertiert/proniert haben, relativ entspannt. Sie verlangsamen den Schwung des Fußes, wenn er von der Pronation in die Supination wechselt.

Die beteiligten Muskeln (Tab. 13.1) üben auch einen Einfluss auf die Chopart-Gelenk-Achsen aus. Bei Fersenkontakt ist der Zug des M. tibialis anterior verantwortlich für die supinierte Stellung der Längsachse des Chopart-Gelenks. Deshalb steht auch der Vorfuß beim Fersenkontakt invertiert. Während die Längsachse des Chopart-Gelenks beim Fersenkontakt supiniert, verlangsamen der M. peroneus tertius und der M. extensor digitorum longus die Plantarflexion des Fußes. Die Querachse des Chopart-Gelenks dorsalextendiert und abduziert („dab").

Ohne die Zusammenarbeit der Muskeln, welche die Plantarflexion des Fußes verlangsamen, würde der Fuß schlaff auf den Boden treffen und den Stoß (Schock) durch das Körpergewicht direkt auf die unteren Extremitäten übertragen.

Dies ist wichtig zu erwähnen, da der Fuß bei bestimmten Pathologien (z. B. Poliomyelitis, periphere Neuropathie) die Belastung durch das Körpergewicht weniger abfangen kann (= eingeschränkte oder keine Schockabsorbtion).

M. tibialis anterior	Dorsalextension Adduktion Inversion
M. peroneus tertius	Dorsalextension Abduktion Eversion
M. extensor digitorum longus	Dorsalextension Abduktion Eversion

Tab. 13.1 Aktivitäten der Muskulatur für das Chopart-Gelenk

Zur Übung:
Die Muskeln, welche bei Fersenkontakt die Querachse des Chopart-Gelenks proniert halten, sind der .... und der ....

M. peroneus tertius
M. extensor digitorum longus

Der Muskel, welcher die Längsachse des Chopart-Gelenks bei Fersenkontakt supiniert, ist der ....

M. tibialis anterior

13.2 Die Bewegung des Chopart-Gelenks während der Gangabwicklung

Die Chopart-Gelenk-Stellung wird während der gesamten Standphase des Fußes von den Bodenreaktionskräften beeinflusst.

Zum Zeitpunkt des Fersenkontaktes steht die Längsachse mit der Ferse invertiert und die Querachse des Chopart-Gelenks dorsalextendiert und abduziert.

In Bezug auf die Vorfuß-Rückfuß-Stellung (des Chopart-Gelenks) kann man sagen, dass sich die Längsachse des Chopart-Gelenks mit dem Calcaneus in supinierter und die Querachse des Chopart-Gelenks in pronierter Stellung befindet.

Da der Vorfuß beim unmittelbaren Fersenkontakt zunächst invertiert steht, kommt die laterale Seite des Vorfußes zuerst in Bodenkontakt. Er nimmt dann das Körpergewicht – bedingt durch die Bodenreaktionskräfte – von lateral nach medial auf und leitet die Vorfußbelastung ein. Hierdurch proniert der Rückfuß gleichzeitig. Dieser Prozess der Rückfußpronation wird bei der Ganguntersuchung sehr oft als Eversion wahrgenommen.

Diese vermeintliche Eversion des Rückfußes hält den Vorfuß von der Pronation um die Längsachse des Chopart-Gelenks ab. Daher endet die supinierte Phase des Vorfußes um die Längsachse des Chopart-Gelenks zum Ende seiner Kontaktphase.

	Bewegung des STG bei intertarsaler Gelenkstabilität	**Bewegung der Achsen des Chopart-Gelenks**
Pronation	Calcaneus: - Eversion Talus: - Plantarflexion - Adduktion	Längsachse: - Eversion Querachse: - Dorsalextension - Abduktion
Supination	Calcaneus: - Inversion Talus: - Dorsalextension - Abduktion	Längsachse: - Inversion Querachse: - Plantarflexion - Adduktion

Tab. 13.2 Gegenüberstellung der Bewegungen des STG und der Chopart-Gelenk-Achsen (Vorfuß-Rückfuß-Stellung bei Belastung des Fußes)

Zur Übung:

lateral Während des Fersenkontaktes wird der Vorfuß von ....
medial nach .... belastet.

proniert Da der Rückfuß während seiner Kontaktphase .... ,
supiniert bleibt zum Ende der Kontaktphase der Vorfuß um die Längsachse des Chopart-Gelenks ....

pronierter Für die Querachse des Chopart-Gelenks beginnt die Fersenkontaktphase in .... Stellung.

proniert Da die Vorfußbelastung während der Fersenkontaktphase beginnt, bleibt die Querachse des Chopart-Gelenks diese Phase hindurch ....

supinierter Zum unmittelbaren Beginn der Fersenkontaktphase befindet sich die Längsachse des Chopart-Gelenks in .... Stellung.

supinierte Da die Eversion des Rückfußes gleichzeitig mit der Vorfußbelastung beginnt, nimmt der Vorfuß um die Längsachse des Chopart-Gelenks eine .... Stellung bis zum Ende der Kontaktphase ein.

proniert Die Querachse des Chopart-Gelenks .... zu Beginn
Vorfußbelastung der Kontaktphase, was sich für die .... als optimal herausstellt.

13.3 Auswirkung der Bodenreaktionskräfte auf das Chopart-Gelenk

Wenn das STG während der Standphase supiniert (den Rückfuß invertiert), bleibt der Vorfuß in Bodenkontakt und ist um die Längsachse des Chopart-Gelenks evertiert.

Zum Verständnis: Der Vorfuß bewegt sich in diesem Moment nicht mit dem Rückfuß. Seine Stellung bezieht sich auf die Position des Rückfußes. Wenn der Boden oder die Auftrittsfläche keinen Widerstand gegen den Vorfuß ausgeübt hätte, wäre der Vorfuß gleich dem Rückfuß invertiert.

Bleibt jedoch der Vorfuß in Bodenkontakt, hindern ihn die Bodenreaktionskräfte daran, der Stellung des Rückfußes zu folgen. Zum Ende der Standphase steht der Vorfuß folglich um beide – die Längs- und Querachse des Chopart-Gelenks – proniert. Diese pronierte Stellung beider Chopart-Gelenk-Achsen ist für den Beginn der Propulsionsphase notwendig.

Dieses Prinzip der Bewegung und Gegenbewegung (= Verwringung des Fußes) erfolgt nach der Regel:

Auf die Inversion (Supination) des Rückfußes folgt die Gegenbewegung des Vorfußes, die Eversion (Pronation).
Umgekehrt folgt auf die Eversion (Pronation) des Rückfußes die Inversion (Supination) des Vorfußes.

Das Ende der Standphase und den Beginn der Propulsionsphase kündigt die Fersenanhebung desselben Fußes an. Wenn beide Achsen des Chopart-Gelenks bei der Fersenanhebung nicht vollständig proniert wären, könnte der Vorfuß nicht als stabiler Hebel wirken, um den Körper nach vorn zu beschleunigen/zu bewegen.

Starke Muskeln, welche die Eversion des Vorfußes unterstützen, sind der M. peroneus longus und -brevis. In der Propulsionsphase schaffen sie die Stabilität für den Fuß, um das Körpergewicht nach medial – in die Körpermitte – zu verlagern. Schließlich muss das Körpergewicht auf das gegenüberliegende Bein übertragen werden.

M. peroneus longus **M. peroneus brevis**	Plantarflexion Abduktion Eversion

Tab. 13.3 Aktivität der Muskulatur für die Eversion des Vorfußes

Zur Übung:

proniert
proniert

Die Querachse des Chopart-Gelenks ist während der Fersenkontaktphase .... Am Ende der Standphase steht der Vorfuß um die Querachse des Chopart-Gelenks ....

supiniert
proniert

Die Längsachse des Chopart-Gelenks ist während der Kontaktphase .... Am Ende der Standphase ist sie ....

evertieren

Die Peroneus-Muskeln .... den Vorfuß.

Bodenreaktionskräfte

Während der Standphase sind die .... verantwortlich für die Stellung des Chopart-Gelenks.

Fersenkontakt-
supiniert

Obgleich das STG während der ....Phase proniert, ... es während der Stand- und zum großen Teil in der Propulsionsphase.

Supination
Pronation

In der Standphase des Ganges beginnt die Längsachse des Chopart-Gelenks mit der .... und endet mit der ....

Adduktion
Abduktion

Beim Chopart-Gelenk sind die Bewegungen der Plantarflexion und .... verbunden mit den Bewegungen der Dorsalextension und ....

13.4 Bewegung der Tibia

Verbunden mit der STG-Supination ist die Außendrehung, mit der Pronation die Innendrehung des Unterschenkels.

Zum Ende der Stand- und in der Propulsionsphase ist der Unterschenkel durch die Supination des STG nach außen gedreht. Wegen des Reibungswiderstandes durch den Boden dreht sich die Ferse zunächst in der Standphase der Gangabwicklung nicht mit. Wenn nach dem Abheben der Ferse und in der Propulsionsphase nur noch der Reibungswiderstand des

Vorfußes verbleibt, abduziert der Rückfuß gegenüber dem Vorfuß, wenn das Bein nach außen dreht. Auf den Vorfuß bezogen adduziert und plantarflektiert der Vorfuß in Bezug zum Rückfuß (siehe dazu auch Tab. 13.2).

Am Ende der Propulsionsphase ist deshalb der Vorfuß um die Längsachse des Chopart-Gelenks proniert und um die Querachse des Chopart-Gelenks supiniert.

Anschaulich wird dieser Vorgang am Fußmodell mit Paravan-Scharnier (siehe Kap. 6).

Zur Übung:

Zu Beginn der Fersenkontaktphase .... die Querachse des Chopart-Gelenks durch den Zug des .... und ....

proniert
M. extensor digitorum longus
M. peroneus tertius

Diese oben genannten Muskeln wirken zusammen mit dem Muskel, der die Längsachse des Chopart-Gelenks supiniert – dem .... –, um die Plantarflektion des Fußes kurz vor und während der Kontaktphase zu verlangsamen.

M. tibialis anterior

Zur gleichen Zeit ist die Längsachse des Chopart-Gelenks .... und der Vorfuß .... in Bezug zum Boden.

supiniert
invertiert

Der Vorfuß wird während der .... Phase von .... nach .... belastet.

Fersenkontakt-
lateral
medial

Mit der STG-Supination ist die .... Drehung des Unterschenkels verbunden.

Außen-

Die Standphase hindurch bleibt die Querachse des Chopart-Gelenks in einer .... Stellung.

pronierten

Zum Ende der Standphase (z. B. bei der .... desselben Fußes) befinden sich die Längs- und Querachse des Chopart-Gelenks in .... Stellung.

Fersenanhebung
pronierter

Diese kombinierten Stellungen des Chopart-Gelenks (z. B. der Vorfuß proniert um beide Achsen) erlauben zu Beginn eine normale Propulsion des Fußes.
Während der Propulsionsphase bleibt die Längsachse des Chopart-Gelenks in pronierter Stellung, sodass das Körpergewicht von der .... zur .... Seite des Fußes wechseln kann.

lateralen
medialen

Peroneus

Der Wechsel des Körpergewichts wird von starken evertierenden Muskeln des Fußes begleitet – von der ....-Muskulatur.

Außendrehung
supiniert

Wenn die Ferse während der Propulsion vom Boden abhebt, folgt der Rückfuß der .... des Unterschenkels. Das STG steht ....

adduziert

Da nur der Vorfuß während der Propulsionsphase Kontakt mit dem Boden hat, widersteht er der Außendrehung der Ferse.
Das Ergebnis: der Rückfuß ist zum Vorfuß abduziert oder anders ausgedrückt, der Vorfuß ist gegenüber dem Rückfuß ....

Querachse

Die Adduktion findet um die .... des Chopart-Gelenks statt.

Plantarflexion

Verbunden mit der Adduktion um die Querachse des Chopart-Gelenks ist die ....

Da der Rückfuß der Außendrehung des Unterschenkels folgt, ist er nicht nur von dem relativ stabilen Vorfuß abduziert, sondern auch gegenüber dem Vorfuß dorsalextendiert.

Fragen

1. Welche der folgenden Muskeln supinieren die Längsachse des Chopart-Gelenks?
a. M. extensor digitorum longus
b. M. tibialis anterior
c. M. peroneus tertius
d. a + b
e. a + c

2. Die Querachse des Chopart-Gelenks steht während der Kontaktphase der Ferse supiniert.
a. richtig
b. falsch

3. Die Belastung des Vorfußes geschieht von medial nach lateral.
a. richtig
b. falsch

4. Während der Propulsionsphase:
a. dreht der Unterschenkel nach außen
b. abduziert der Vorfuß in Bezug zum Rückfuß
c. adduziert der Vorfuß in Bezug zum Rückfuß
d. a + b
e. a + c

5. Zu Beginn der Propulsionsphase ist es notwendig, dass der Vorfuß um beide Chopart-Gelenkachsen proniert steht.
a. richtig
b. falsch

6. Während der Standphase wird die Stellung des Chopart-Gelenks kontrolliert durch:
a. die STG-Pronation
b. den Zug des M. gastrocnemius
c. die STG-Bewegung
d. die Reaktionskräfte des Vorfußes
e. die Bodenreaktionskräfte

7. Beim Fersenkontakt ist die Querachse des Chopart-Gelenks proniert, während die Längsachse supiniert steht, um die laterale Vorfußseite in Bodenkontakt zu bringen.
a. richtig
b. falsch

8. Am Ende der Standphase ist der Vorfuß:
a. um die Längsachse des Chopart-Gelenks proniert und um die Querachse des Chopart-Gelenks supiniert
b. um die Längsachse des Chopart-Gelenks proniert und um die Querachse des Chopart-Gelenks proniert
c. um die Längsachse des Chopart-Gelenks supiniert und um die Querachse des Chopart-Gelenks proniert
d. um die Längsachse des Chopart-Gelenks supiniert und um die Querachse des Chopart-Gelenks supiniert
e. keins von oben Genanntem ist richtig

9. Der verfügbare Bewegungsumfang des Chopart-Gelenks ist während der Stand- und Propulsionsphase:
a. vergrößert
b. verringert
c. gleich
d. vergrößert und dann verringert
e. verringert und dann vergrößert

10. Während der gesamten Propulsionsphase bleibt der Vorfuß um die Längsachse des Chopart-Gelenks maximal supiniert.
a. richtig
b. falsch

Lösungen

1.	2.	3.	4.	5.	6.	7.	8.	9.	10.
b	b	b	e	a	e	a	b	b	b

14 Durch das Chopart-Gelenk bedingte Fußdeformitäten

Die Stellung des Chopart-Gelenks ist das Verhältnis zwischen der plantaren Ebene des Vorfußes und der plantaren Ebene des Rückfußes bei Neutralstellung des STG und maximal proniertem Chopart-Gelenk. Beim gesunden Fuß steht die plantare Ebene des Vorfußes parallel zur plantaren Ebene des Rückfußes (= Vorfuß-Rückfuß-Verhältnis).

14.1 Die strukturellen Chopart-Gelenk-Deformitäten: Vorfuß varus und valgus

Unter dem **Vorfuß varus** versteht man eine strukturelle Anomalie, bei der die plantare Ebene des Vorfußes invertiert zur plantaren Ebene des Rückfußes steht (STG in Neutralstellung, Chopart-Gelenk maximal proniert; Abb. 14.1).

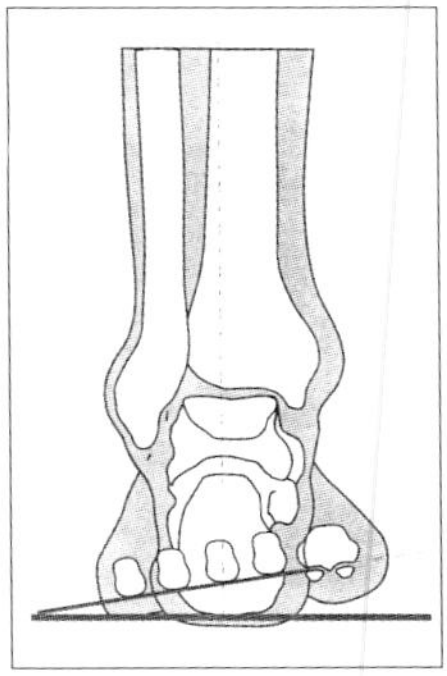

Abb 14.1
Vorfuß varus des linken Fußes

Die Ätiologie des Vorfuß varus soll durch das (völlige oder reduzierte) Ausbleiben der normalen Valgustorsion des Talus-Kopfes und -Halses beim Fötus während der Schwangerschaft entstehen. Beide sollen beim fötalen Fuß invertiert im Vergleich zu einem Erwachsenen-Fuß stehen.

Die normale Valgustorsion des Talus-Kopfes und -Halses ist verantwortlich für die Bildung eines konkaven Gewölbes in der Frontal-Ebene des Rückfußes. Wenn die Torsion ausbleibt, entsteht auch kein Gewölbe. Bei Patienten mit einem Vorfuß varus erscheint deshalb der Rückfuß – von dorsal gesehen – charakteristisch flach. Obwohl der Vorfuß varus in Bezug zum Rückfuß invertiert steht, ist er in Bezug dazu nicht anomal supiniert.

Eine **zweite Variante** des Vorfuß varus ist ein plantarflektiertes Os cuboideum (Würfelbein). Dies wiederum plantarflektiert unter seinem Einfluss die Metatarsalköpfe 4 + 5 in Bezug zu den Metatarsalköpfen 1 + 2 + 3. Bei dieser Art des Vorfuß varus ist der abgeflachte Rückfuß von dorsal nach plantar nicht vorhanden. Für die zu beurteilende Ebene des Vorfuß varus in Bezug zum Rückfuß zählen hier nur die zuletzt genannten Metatarsalköpfe 1 + 2 + 3.

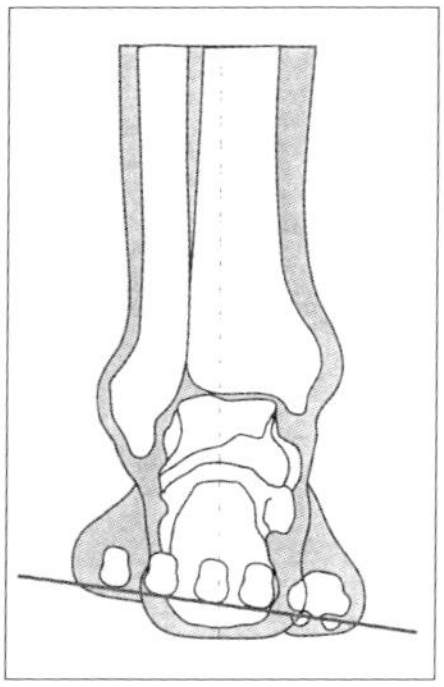

Abb. 14.2
Vorfuß valgus des linken Fußes

Die **dritte Variante** des Vorfuß varus ist ein plantarflektierter 5. Mittelfußkopf, was eine invertierte Vorfuß-Ebene – im Vergleich zur lotrechten Rückfußstellung – schafft.

Genau genommen existieren nach den zuletzt genannten zwei Varianten des Vorfuß varus zwei Ebenen.

Eine andere – mehr verbreitete – strukturelle Deformität des Vorfußes ist der **Vorfuß valgus**. Bei ihm steht die plantare Ebene des Vorfußes evertiert zur plantaren Ebene des Rückfußes (STG in Neutralstellung, Chopart-Gelenk maximal proniert; Abb. 14.2).

Eine wichtige Besonderheit beim Vorfuß valgus ist, dass der 1. Strahl einen normalen Bewegungsumfang besitzt. (Es gibt eine dem Vorfuß valgus ähnliche Deformität, die einen zum Teil anomalen Bewegungsumfang des 1. Strahls aufweist. Sie wird später beschrieben.)

Bei einem Patienten mit Vorfuß valgus steht der Vorfuß in Bezug zum Rückfuß evertiert. Er erscheint aber in Bezug zum Rückfuß nicht anomal proniert.

Ein Zusammenhang beider Deformitäten (Vorfuß varus und valgus) besteht darin, dass es **keine** Veränderungen im Bewegungsumfang beider Chopart-Gelenk-Achsen gibt.

Da das Chopart-Gelenk ein ganz normales Gelenk ist, liegt es an seiner räumlichen Orientierung (varus oder valgus), inwieweit die umliegenden Knochen das Gelenk – in Bezug zum übrigen Fuß – einsetzen können.

Zur Übung:

strukturelle

Vorfuß varus und Vorfuß valgus sind zwei verbreitete .... Deformitäten des Chopart-Gelenks.

verringert

Bei einer ätiologisch bedingten unvollständigen Valgustorsion des Talus-Kopfes und -Halses ist die Gewölbebildung des Rückfußes in der Frontal-Ebene ....

flach

Dadurch kann der Rückfuß von dorsal gesehen charakteristisch .... erscheinen.

unverändert

Der Bewegungsumfang des Chopart-Gelenks ist bei Vorfuß varus und valgus ....

Es liegt die Vermutung nahe, dass bei Vorfuß-Deformitäten mit Muskelproblemen der Bewegungsumfang des Chopart-Gelenks .... ist.

verringert

Der Vorfuß valgus ist eine .... Deformität des Chopart-Gelenks, bei welcher der Vorfuß .... zum Rückfuß steht und der 1. Strahl einen .... Bewegungsumfang besitzt.

strukturelle
evertiert
normalen

Die plantare Ebene des Vorfußes steht in Bezug zur plantaren Ebene des Rückfußes (STG in Neutralstellung, Chopart-Gelenk maximal proniert) invertiert. Diese strukturelle Deformität nennt man ....

Vorfuß varus

14.2 Der Vorfuß supinatus

Der Vorfuß supinatus gehört nicht zu den knöchern bedingten Deformitäten. Bei ihm steht der Vorfuß in Bezug zum Rückfuß in einer relativ **fixierten** supinierten Stellung, was durch Anpassung des Muskelgewebes bedingt ist.

Wenn etwa der Calcaneus über einen langen Zeitraum in einer evertierten Position steht oder gehalten wird, bringen die Bodenwiderstandskräfte den Vorfuß in eine Supination. Die Gründe hierfür können unterschiedlich sein. Entweder ist die evertierte Stellung des Calcaneus angeboren oder durch Kompensation des Fußes bedingt. Falls dieser Status mehr und mehr – auch durch Kontraktur des Muskelgewebes – anhält, wird schließlich auch der Bewegungsumfang des Chopart-Gelenks geringer.

Dies steht in Kontrast zur strukturell bedingten Vorfuß-varus-Deformität, bei welcher der Bewegungsumfang des Chopart-Gelenks unverändert ist. Dieser Zusammenhang ist wichtig, um einen Vorfuß varus von einem Vorfuß supinatus unterscheiden zu können. Der eingeschränkte Bewegungsumfang durch die Muskulatur kann nicht allein auf das Chopart-Gelenk, sondern auch auf die umliegenden Gelenke übertragen sein.

14.3 Kompensationsformen des Vorfuß varus und supinatus

Die Kompensation (der Ausgleich für eine Fehlstellung) geschieht hauptsächlich durch die STG-Pronation. Zusätzlich kann durch den geringen Bewegungsumfang des Chopart-Gelenks wenig Pronation zur Kompensation hinzukommen.

Wenn die Kompensation nicht einsetzt, wird die laterale Seite des Vorfußes während der Gangabwicklung ständig überlastet und verursacht Mikrotraumen bei jedem Schritt.

Ein unkompensierter Vorfuß varus steht invertiert in Bezug zum Rückfuß. Wenn der Vorfuß varus vollständig den Boden berührt, spricht man von einer *vollständigen Kompensation.*

Bleibt der Vorfuß in Bezug zum Boden nach Pronation des STG und Chopart-Gelenks invertiert, ist diese Deformität nur *teilweise kompensiert.* Hat in diesem besonderen Fall das Chopart-Gelenk durch Pronation zur Kompensation beigetragen, geschieht dies hauptsächlich um seine Longitudinalachse.

Es gibt jedoch Fälle, bei der STG und Chopart-Gelenk bis zum Ende ihres Bewegungsumfangs mehr pronieren, als für die Kompensation nötig wäre. Dies kommt bei einem Vorfuß-varus-Winkel von > 3° vor. Dass das STG bei einem Vorfuß varus von über 3° maximal proniert, liegt daran, dass der Vorfuß durch das Körpergewicht bis zum Ende des STG-Bewegungsumfangs auf den Boden gedrückt wird. Das ist mehr als erforderlich, um die mediale Vorfußfläche in Bodenkontakt zu bringen. Wenn der Betrag des Vorfuß varus < 3° ausmacht, wird das STG die Deformität nur um diesen Betrag kompensieren.

Beispiele für Vorfuß-varus-Kompensationen

1. Beispiel

Vorfuß-Rückfuß-Verhältnis: Vorfuß varus von 2°
Bewegungsumfang des STG: 21° (davon Supination 2/3; Pronation 1/3)
Es liegt keine STG-Deformität (Subtalar valgus oder varus) vor.
Lösung:
Bei der STG-Neutralstellung steht die Ferse in Bezug zum Boden vertikal. Aus der Neutralstellung der Ferse sind 7° Pronation verfügbar. Um die Vorfuß-varus-Stellung von 2° zu kompensieren, wird das STG nur 2° pronieren. Dies bringt den Vorfuß in

vollständigen Bodenkontakt. Der Vorfuß varus ist vollständig kompensiert. 5° STG-Pronation bleiben übrig, die für den Gangablauf verwendet werden können.

2. Beispiel

Vorfuß-Rückfuß-Verhältnis: Vorfuß varus von 8°

Bewegungsumfang des STG: 18° (davon Supination 2/3; Pronation 1/3)

Es liegt keine STG-Deformität (Subtalar valgus oder varus) vor.

Aufgabe:

a) Berechne, bei welcher Stellung des Calcaneus (STG) die Vorfuß-varus-Stellung kompensiert ist.
b) Ist die Kompensation durch das STG vollständig?
c) Wie viel Pronation ist vom Bewegungsumfang des STG nach der Kompensation des Vorfuß varus noch verfügbar?
d) Ist in diesem Fall das Chopart-Gelenk in die Kompensation des Vorfuß varus einbezogen?

Lösung:

a) Die Fersenstellung (STG) hätte bei 6° Eversion die maximale Pronation erreicht, um den Vorfuß varus von 8° zu kompensieren.
b) Die Kompensation durch das STG ist nicht vollständig. Der Vorfuß besitzt 8° Inversion in Bezug zum Rückfuß, der vertikal zum Boden steht. Nachdem das STG um 6° maximal proniert – und damit ebenfalls den Vorfuß evertiert –, steht der Vorfuß noch 2° invertiert in Bezug zum Boden.
c) Es ist keine weitere Kompensation für das STG verfügbar. (Das STG hatte nur 6° zur Kompensation von 8° Vorfuß varus zur Verfügung.)
d) Das Chopart-Gelenk ist in diesem Fall in die Kompensation einbezogen, um die noch fehlenden 2° Pronation zu ergänzen, damit ein vollständiger Bodenkontakt des Vorfußes entsteht.

3. Beispiel

Vorfuß-Rückfuß-Verhältnis: Vorfuß varus von 4°

Bewegungsumfang des STG: 24° (davon Supination 2/3; Pronation 1/3)

Es liegt keine STG-Deformität (Subtalar valgus oder varus) vor.

Aufgabe:

a) Berechne, bei welcher Stellung des Calcaneus (STG) die Vorfuß-varus-Stellung kompensiert ist.

b) Ist die Kompensation vollständig?
c) Wie viel Pronation ist von dem Bewegungsumfang des STG nach der Kompensation des Vorfuß varus noch verfügbar?

Lösung:

a) Beim 3. Beispiel besteht eine Vorfuß-varus-Deformität von 4°. Obwohl zur Kompensation nur 4° Pronation erforderlich wären, wird das STG bis zum Ende seines Bewegungsumfangs pronieren.
b) Die Kompensation ist vollständig, da der Vorfuß vollständig den Boden berührt.
c) Da das STG bis zum Ende seines Bewegungsumfangs (8° Pronation) auf den Boden gedrückt wird, ist keine weitere Pronation verfügbar.

14.4 Unterscheidung von Vorfuß varus und Vorfuß supinatus

Das dritte Beispiel deckt die Möglichkeit auf, dass eine Vorfuß-varus-Deformität – welche eine maximale STG-Pronation hervorruft – einen Vorfuß supinatus entwickeln kann.

Erklärung:

Es sind 4° Vorfuß varus vorhanden und 8° STG-Pronation verfügbar. Die ersten 4° Pronation des STG sind erforderlich, um die mediale Fußseite in Bodenkontakt zu bringen. Weil aber der gesamte pronierende Bewegungsumfang des STG durch das Körpergewicht verwendet wird, lassen die restlichen 4° die mediale Vorfußseite auf den Boden stoßen. Hierdurch wird der Vorfuß zum Ausgleich wieder in eine invertierte (supinierte) Stellung – mehr als vor der Kompensation durch das STG vorhanden – gezwungen.

Wenn diese Art der Kompensation lang genug andauert, wird sich das Muskelgewebe anpassen und schließlich ein Vorfuß supinatus den pathologischen Vorgang ergänzen.

Die Auswirkungen des Vorfuß varus unterscheiden sich dadurch, dass die Deformität während der Gangabwicklung ganz oder nur teilweise kompensiert ist.

In beiden, ganz oder teilweise kompensierten Vorfuß-varus-Fällen, bleibt eines konstant: der Fuß (und das STG) bleiben während der gesamten Standphase des Ganges proniert.

Da das STG in der Propulsionsphase nicht supinieren kann,

ist keine Stabilität im Vorfuß verfügbar, die den Körper wirksam vom Boden abstoßen kann.

Die Folge ist ein apropulsiver Gang, bei dem der gewichtstragende (deformierte) Fuß länger in Bodenkontakt bleibt und dem gegenüberliegenden Fuß nicht zeitnah genug das Körpergewicht überträgt.

Bei beiden (ganz und teilweise kompensierten) Vorfuß-varus-Deformitäten proniert das STG durch die gesamte Standphase des Ganges hindurch.

Zur Übung:

Bei einem Patienten mit teilweise kompensiertem Vorfuß varus berührt die mediale Seite des Vorfußes .... den Boden. *nicht*

Das Chopart-Gelenk kann in die Vorfuß-varus-Kompensation einbezogen werden, wenn die Anzahl der Grade zur Pronation höher liegen, als sie dem STG verfügbar sind. Ist diese Aussage richtig oder falsch? *richtig*

Die STG-Pronation ist während der Standphase des Ganges zu sehen, weil der Fuß keine .... besitzt, um das Körpergewicht wirksam nach vorn zu beschleunigen. *Stabilität*

14.5 Symptome des Vorfuß varus

Wenn das STG die mediale Vorfußseite nicht in Bodenkontakt bringt (wenn der Vorfuß in der Standphase das Körpergewicht zu tragen beginnt), wird die laterale Fußseite überlastet. Die Bodenreaktionskräfte stoßen nun die laterale Seite des Fußes in die Eversion.

Wenn für diese Eversion nicht genügend Bewegung zur Verfügung steht – jede weitere Bewegung des STG und Chopart-Gelenks ist aufgebraucht –, verschiebt sich das Körpergewicht in der Frontal-Ebene nach medial. Das führt dazu, dass die Tibia an ihrem proximalen Ende adduziert und für kurze Zeit ein Genu valgum hervorruft.

Diese periodische Verschiebung kann an beiden Seiten des Kniegelenks Überlastungsbeschwerden hervorrufen.

Auch ist mit einer Mehrbelastung der Muskulatur des Beines

und Fußes zu rechnen, da durch die Pronation des STG eine instabile Struktur des Fußes zu stabilisieren ist.

In Bezug auf die Hautsituation können sich bei einem teilweise kompensierten Vorfuß varus unter dem 4. und/oder 5. Metatarsalköpfen Hyperkeratosen (Callositas/Clavi) bilden.

Der Grund hierfür ist die sehr viel höhere Gewichtsbelastung dieser zwei Metatarsalköpfe während der Stand- und Propulsionsphase, als wenn die Belastung unter dem gesamten Vorfuß ruht.

Solange der Vorfuß in invertierter Stellung verbleibt, müssen die lateralen Metatarsalköpfe das Gewicht abfangen. In der Folge entstehen die epidermalen und subepidermalen Reizungen, die u. a. zur Hornhautbildung führen. Andere Zeichen exzessiver Belastung durch die STG-Pronation zeigen sich am Fuß durch den „Schneider-Ballen" (Ballen am 5. Metatarsophalangeal-Gelenk), die Adductovarus-Hammerzehe der 4. + 5. Zehen und den Hallux valgus.

Ebenso kann bei einem Patienten mit vollständig kompensiertem Vorfuß varus Verhornung unter dem 2. Metatarsalkopf entstehen.

Der Grund: In den Fällen, bei denen das STG stark proniert, um den Vorfuß varus zu kompensieren, stoßen die Bodenreaktionskräfte den medialen Vorfuß in die Supination, sobald er den Boden berührt. Der 1. Strahl gibt dieser Situation nach, weil er eine unabhängige Bewegungsachse (in Bezug zu den 2. bis 5. Metatarsalköpfen) besitzt. Der Hauptstoß der Bodenreaktionskräfte in Richtung Supination trifft folglich unter den 2. Metatarsalkopf. Die ständige Reizung der Haut lässt erwartungsgemäß dann unter dem 2. Metatarsalkopf Verhornung entstehen.

Zur Übung:

teilweise

Eine mögliche Entstehungsursache von medialen und/oder lateralen Kniebeschwerden kann an einem .... kompensierten Vorfuß varus liegen.

partiell
varus

Bei medialen wie auch lateralen Kniebeschwerden ist nicht selten ein .... kompensierter Vorfuß .... zu sehen.

pronierten
Standphase

Die Muskelschwäche als Folge eines .... STG während der .... des Ganges ist bei beiden (ganz und teilweise) kompensierten Vorfuß-valgus-Deformitäten zu sehen.

Gewöhnlich werden bei einem teilweise kompensierten Vorfuß varus unter dem .... und .... Metatarsalkopf Verhornungen entstehen. *4.* *5.*

Die Verhornung unter dem 2. Metatarsalkopf kann bei einem .... kompensierten Vorfuß varus entstehen. *vollständig*

Die Besonderheit beider Vorfuß-varus-Deformitäten (teilweise und vollständig kompensiert) ist die .... während der gesamten Standphase des Ganges. *STG-Pronation*

Bei einem Vorfuß supinatus ist ein .... Bewegungsumfang des Chopart-Gelenks zu vermuten. *verringerter*

Der Patient mit Vorfuß varus weist einen .... dorsalen Bereich des Rückfußes auf. *flacheren*

Wenn nur ein Vorfuß supinatus besteht, hat der Patient diesen Befund .... Der dorsale Bereich des Rückfußes ist .... *nicht* *normal*

14.6 Die Symptome des Vorfuß valgus

Im Stand kann der Vorfuß valgus bereits unterschiedliche Formen aufweisen. Meist sind diese bereits auf eine Kompensation zurückzuführen.

Wichtig ist dabei zu wissen, dass die Symptome – je nach Kompensationsgrad des Vorfuß valgus – unterschiedlich sind.

Ein wichtiger **Vergleich** ist zu ziehen **zwischen der Beugekontraktur der Zehen**, die durch die Supination der Chopart-Gelenk-Längsachse entstehen, und der **Adductovarus-Kontraktur der Zehen**, welche durch stetige Pronation des Fußes zu sehen sind.

Wenn die Supination der Chopart-Gelenk-Längsachse eintritt, können die Metatarsalköpfe plantarflektieren. Sie verursachen bei den proximalen Phalangen der Zehen eine Dorsalextension. Dies wiederum erhöht die Spannung in den Beugersehnen, wodurch die mittleren und distalen Phalangen plantarflektiert werden. Nach einiger Zeit entstehen hierdurch Beugekontrakturen der Kleinzehen.

Durch die STG-Pronation ist die Möglichkeit des M. quadratus plantae beeinträchtigt, den M. flexor digitorum longus zu unterstützen. Das Ergebnis ist, dass ihr Zug auf die Phalangen mehr in Richtung posterior medial verlaufen.

Die deformierenden Kräfte auf die Kleinzehen (meistens die 5., weniger die 2. Zehe) wirken sich adduzierend und mit einer Varus-Drehung der Zehe aus. Dies führt schließlich zur Adductovarus-Kontraktur.

Bei einem Vorfuß valgus besitzt der 1. Strahl einen normalen Bewegungsumfang. Der plantarflektierte 1. Strahl (wird in **Kapitel 16** beschrieben) besitzt einen anomalen Bewegungsumfang. Die Vorfuß-valgus-Deformität ist der Deformität des 1. plantarflektierten Strahls sehr ähnlich.

14.7 Die Kompensation des Vorfuß valgus

Wenn der Vorfuß valgus durch die Supination der Längsachse des Chopart-Gelenks vollständig kompensiert ist, sieht er im Stand normal aus.

Einen Hinweis, dass ein Vorfuß valgus besteht, bekommt man durch Anheben des 5. Metatarsalkopfes, ohne dass der Calcaneus dadurch evertiert. Dies liegt an der Längsachse des Chopart-Gelenks, bei der noch etwas pronatorische Bewegung vorhanden ist, weil sie durch Supination gegen die evertierte Vorfußstellung mitgewirkt hat.

Wenn bei einem normalen Fuß der 5. Metatarsalkopf angehoben wird, evertiert die Ferse gleichzeitig mit, weil kein Puffer besteht. Über eine weitere Bewegung in Richtung Pronation verfügt die Längsachse des Chopart-Gelenks nicht.

Im Rückblick:
Bei einem normalen Fuß sind beide Chopart-Gelenk-Achsen in der neutralen Standposition der Ferse maximal proniert.

Oberflächlich gesehen scheint es, als ob ein Vorfuß valgus (kompensiert durch die Längsachse des Chopart-Gelenks und Supination des STG) einem unkompensierten Rückfuß varus ähnlich sieht. Beide besitzen einen invertierten Calcaneus. Aber danach endet die Ähnlichkeit:

Ein unkompensierter Rückfuß varus erfordert maximale Pronation, der Vorfuß valgus zur Kompensation dagegen Supination.

Im Hinblick auf die Kompensation des Vorfuß valgus setzt zuerst die Längsachse des Chopart-Gelenks ein, dann die Supination des STG, weiter die Supination der Querachse des Chopart-Gelenks und schließlich eine weitere Supination des STG.

Was geschieht nun mit einem Fuß, bei dem die Supination für die Kompensation benötigt wird? Zum Ende der Standphase proniert in diesem Fall das STG. Wenn es eine supinierte Stellung behalten würde, könnte das Körpergewicht nicht zur medialen Seite und anschließend auf den gegenüberliegenden Fuß übertragen werden. Mitwirkend an der Pronation ist u. a. die Peroneus-Muskulatur. Um das Körpergewicht medial zu halten, bleibt das STG die meiste Zeit der Propulsionsphase in pronierter Stellung. Es macht so den Vorfuß instabil und als „Hebel" für die Propulsion ungeeignet.

Je nach Ausmaß der Kompensation durch Supination der Längsachse des Chopart-Gelenks können sich bei einem Vorfuß valgus Hyperkeratosen plantar des 1. und 5. Metatarsalkopfes bilden. Der 1. Metatarsalkopf trägt das Körpergewicht sehr viel länger als gewöhnlich, weil die anomal evertierte Stellung des Vorfußes den 1. Metatarsalkopf beim Bodenkontakt des Fußes als Erstes trifft. Die Belastung des 1. Metatarsalkopfes setzt sich bis zum Ende der Standphase der Gangabwicklung fort. Zusätzlich können sich durch Außendrehung des Vorfußes (ein Phänomen durch die Mitwirkung der Peroneus-Muskulatur) die Scherkräfte auf der Haut unter dem 1. Metatarsalkopf verstärken. Hierdurch entstehen nicht allein Callositas, sondern auch Clavi an dieser Stelle.

Unter dem 5. Metatarsalkopf kann plantar durch die kompensatorische Supination des STG eine Hyperkeratose entstehen. Die drei mittleren Metatarsalköpfe sind meist nicht betroffen, weil die Scherkräfte durch die Inversion des Fußes dann hauptsächlich auf den 5. Mittelfußkopf treffen.

Bei einem Vorfuß valgus können auch Kniebeschwerden auftreten. Die Ursache liegt an der schnellen STG-Pronation kurz vor Ende der Propulsionsphase (bei der das STG eigentlich eine supinierte Position eingenommen haben müsste).

Zur Übung:

Wenn ein Vorfuß valgus vollständig durch Supination der Längsachse des Chopart-Gelenks kompensiert werden kann, wird der Fuß .... aussehen. *normal supiniert*

Einen kompensierten Vorfuß valgus kann man von einem unkompensierten Rückfuß varus unterscheiden, weil der erstere ....

proniert
supinieren

Bei einem durch das STG kompensierten Vorfuß valgus .... das STG gegen Ende der Standphase, anstatt zu ....

Propulsions-

Bei einem durch das STG kompensierten Vorfuß valgus setzt die Supination des STG erst in der späten .... Phase ein. Hierdurch sieht der Gang des Patienten apropulsiv aus.

Längsachse

Um den Vorfuß valgus zu kompensieren, setzt zunächst die Supination der .... des Chopart-Gelenks ein.

normalen

Was in Erinnerung zu behalten ist: Beim Vorfuß valgus besitzt der 1. Strahl einen .... Bewegungsumfang.

Längsachse des Chopart-Gelenks

Die erste Gelenkachse, die den Vorfuß valgus kompensiert, ist die ....

supinieren

Wenn es nicht gelingt, die laterale Seite des Vorfuß valgus auf den Boden zu bringen, wird anschließend das STG ....

Supination
Längsachse

Eine Beugekontraktur der Kleinzehen kann bei einem Vorfuß valgus gesehen werden, der durch die .... der .... des Chopart-Gelenks kompensiert wird.

Weitere Anomalien, die nur indirekt mit dem Chopart-Gelenk zu tun haben, werden im Kapitel 16 beschrieben.

Fragen

1. Die Anpassung des Muskelgewebes ist eine Ätiologie für den:
a. Rückfuß varus
b. Rückfuß valgus
c. Vorfuß varus
d. Vorfuß valgus
e. Vorfuß supinatus

2. Die vollständige Kompensation eines Vorfuß varus geschieht, wenn:
a. der Vorfuß zuerst den Boden berührt
b. der Vorfuß vollständig den Boden berührt
c. der Vorfuß wirksam vom Boden abgestoßen wird
d. der Rückfuß lotrecht den Boden berührt
e. der Rückfuß nicht in der Propulsionsphase proniert

3. Bei Vorfuß varus und -valgus gibt es die Gemeinsamkeit, dass die Bewegungen des Chopart-Gelenks eingeschränkt sind.
a. richtig
b. falsch

4. Eine strukturelle Deformität des Chopart-Gelenks, bei der die plantare Ebene des Vorfußes invertiert in Bezug zur plantaren Ebene des Rückfußes steht (STG in Neutralstellung, Chopart-Gelenk maximal proniert), nennt man:
a. Vorfuß valgus
b. Vorfuß supinatus
c. Vorfuß varus
d. a + b
e. b + c

5. Die häufigste Ätiologie des Vorfuß varus ist:
a. Ausbleiben der normalen Valgustorsion des Calcaneus während der Schwangerschaft
b. Ausbleiben der normalen Varustorsion des Calcaneus während der Schwangerschaft
c. starke Pronation des Rückfußes während der Schwangerschaft
d. Ausbleiben der normalen Varustorsion des Talus-Kopfes und -Halses während der Schwangerschaft
e. Ausbleiben der normalen Valgustorsion des Talus-Kopfes und -Halses während der Schwangerschaft

6. Bei einem Patienten mit Vorfuß valgus kann man einen normalen Bewegungsumfang des 1. Strahls vermuten.
a. richtig
b. falsch

7. Bei einem Patienten mit Vorfuß valgus ist der Vorfuß:
a. invertiert in Bezug zum Rückfuß
b. supiniert in Bezug zum Rückfuß
c. evertiert in Bezug zum Rückfuß
d. proniert in Bezug zum Rückfuß
e. keine der genannten Antworten ist richtig

8. Bei einem durch das STG kompensierten Vorfuß valgus beginnt die Supination in der späten Propulsionsphase und verursacht einen apropulsiven Gang.
a. richtig
b. falsch

9. Wenn ein Vorfuß varus 4° beträgt, wird das STG maximal pronieren.
a. richtig
b. falsch

10. Zur Unterscheidung eines vollständig kompensierten Vorfuß varus von einem nur teilweise kompensierten Vorfuß varus würde nur beim zuletzt genannten das STG während der gesamten Standphase des Ganges proniert bleiben.
a. richtig
b. falsch

Lösungen

1.	2.	3.	4.	5.	6.	7.	8.	9.	10.
e	b	b	c	e	a	c	a	a	b

15 Die Funktion des 1. und 5. Strahls und der Metatarsophalangeal-Gelenke

Die Achse des 1. Strahls verläuft nur zu einem sehr geringen Teil parallel zur Transversal-Ebene. Das bedeutet, dass kaum eine Bewegung in der Transversal-Ebene stattfindet.

Dagegen verlaufen seine Gelenkachsen zu ungefähr gleichen Anteilen von zirka 45° in der Frontal- und Sagittal-Ebene. Hierdurch sind die Bewegungen in diesen Ebenen nahezu gleich.

Die Inversion ist somit verbunden mit Dorsalextension und die Plantarflexion ist verbunden mit der Eversion.

Da die Achse des 1. Strahls nicht ganz exakt parallel zur Transversal-Ebene verläuft, wird eine sehr geringe Bewegung in dieser Ebene möglich sein. In mancher Literatur wird deswegen auch von dreidimensionaler Bewegung des 1. Strahls gesprochen.

15.1 Die Bewegung des 1. Strahls

Der 1. Strahl bildet eine funktionelle Einheit aus dem Os metatarsale 1, Os cuneiforme 1 und dem Os naviculare (Abb. 15.1).

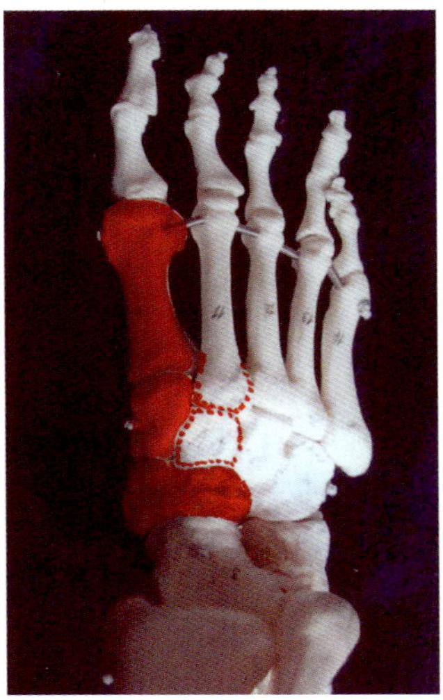

Abb. 15.1
Verlauf des 1. Strahls am Fußskelett des rechten Fußes. Os metatarsale 1, Os cuneiforme 1 und Os naviculare sind rot markiert.

Wie beim Chopart-Gelenk hängt die Bewegung des 1. Strahls mit der Stellung des Subtalar-Gelenks (STG) zusammen. Bei Pronation des STG besitzt der 1. Strahl einen größeren Bewegungsumfang, bei der Supination den geringsten.

Wenn sich das STG in Neutralstellung befindet (und das Chopart-Gelenk vollständig proniert ist), lässt sich das 1. Metatarsale zur Ebene der übrigen Metatarsalköpfe zu gleichen Teilen von durchschnittlich 5 mm dorsalextendieren und plantarflektieren.

In einer anomalen Situation proniert das STG während der Propulsionsphase. Dies verursacht für den 1. Strahl Instabilität (= mehr Bewegungsumfang). Er ist dann nicht in der Lage, der Belastung durch das Körpergewicht entgegenzuwirken.

Diese Situation wird als Hypermobilität des 1. Strahls bezeichnet. Sie entsteht durch Pronation des STG während der Propulsionsphase.

Ein Gelenk wird als hypermobil bezeichnet, wenn es normalerweise Stabilität aufweisen müsste.

Die Hypermobilität führt meist zu einer Luxation des 1. Metatarsophalangeal-Gelenks, was letztendlich zu Deformitäten wie Hallux abducto valgus, Hallux limitus und Hallux rigidus führt.

Ob ein Hallux limitus, -rigidus oder -valgus entsteht, wird durch die primäre Krafteinwirkung (Bodenreaktionskräfte, Zug der Muskulatur) um das 1. Metatarsophalangeal-Gelenk entschieden.

Wirkt die Krafteinwirkung gegen das hypermobile 1. Metatarsophalangeal-Gelenk in der Transversal-Ebene ein, abduziert der Hallux. Durch den Zug der kurzen Fußmuskulatur wechselt er von der Inversion in die Eversion. An dieser Valgus-Bewegung des Hallux ist hauptsächlich die Sehne des M. abductor hallucis beteiligt, dessen ursprünglich medialer Zug sich mehr lateral verlagert. Es entsteht eine Hallux-abducto-valgus-Deformität.

Als häufigste Prädisposition (Vorherbestimmtheit) für einen Hallux abducto valgus gelten der dorsalextendierte 1. Strahl, die Pronation des STG in der Propulsionsphase (= Hypermobilität) und eine genetische Veranlagung.

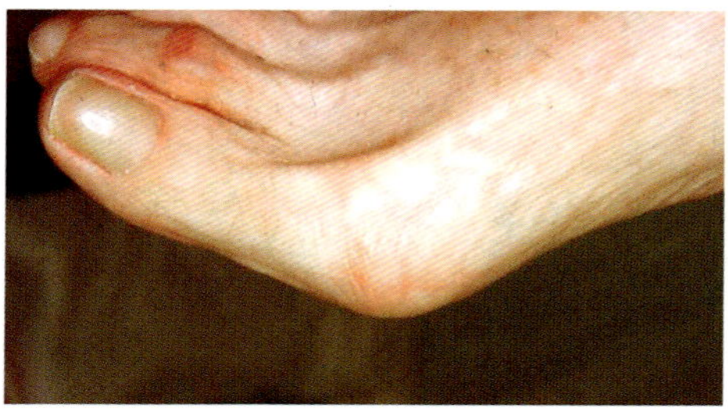

Abb. 15.2
Hallux abducto valgus des rechten Fußes (Eversion/Valgus-Drehung der Großzehe)

Zur Übung:

Wenn der primäre Kraftzug in der Transversal-Ebene liegt und das 1. Metatarsophalangeal-Gelenk luxiert, ist die Wahrscheinlichkeit sehr hoch, dass sich an diesem Gelenk ein Hallux .... bildet. *abductovalgus*

Hallux valgus und -limitus können das Ergebnis eines .... 1. Strahls als Folge der STG-Pronation während der .... Phase der Gangabwicklung sein. *hypermobilen* *Propulsions-*

Bei einem gesunden Fuß ist es für den 1. Strahl wichtig, stabil zu sein, um den Körper nach vorn zu bewegen. Dazu muss das STG während der Propulsion .... *supinieren*

Wenn der Patient einen Hallux limitus/rigidus besitzt, liegt der primäre Kraftzug in der ....Ebene. *Sagittal-*
Wenn der Patient einen Hallux abducto valgus besitzt, liegt der primäre Kraftzug in der ....Ebene. *Transversal-*

15.2 Die Bewegung des 1. Strahls während der Gangabwicklung

Während der Propulsion bereitet sich der Fuß darauf vor, das Körpergewicht auf den gegenüberliegenden Fuß zu verlagern. Da der Rückfuß kurz vor dem Abheben der Zehen leicht supiniert, plantarflektiert (evertiert) der 1. Strahl, um das Körpergewicht übernehmen zu können. Die mediale Fußseite kommt in Bodenkontakt.

Da der 1. Metatarsalkopf mit den tibialen (medialen) und fibularen (lateralen) Sesambeinchen eine stabile Auflage bietet, ist dies eine Grundlage für den 1. Metatarsalkopf, das Körpergewicht während der Propulsion für kurze Zeit zu übernehmen.

Zur Übung:

Damit der 1. Strahl das Körpergewicht tragen kann, muss er während der Propulsionsphase .... und .... *plantarflektierten* *evertieren*

In der normalen Situation des Fußes entsteht bei einer Plantarflexion des 1. Strahls gleichzeitig eine .... Dabei ist eine funktionelle Einheit der Bewegungen in der Propulsionsphase gegeben. *Eversion proniert* — Während des Fersenkontakts .... das STG.

vergrößert — Die Pronation des STG während des Fersenkontakts .... den Bewegungsumfang des 1. Strahls.

anpassungsfähig — Die STG-Pronation während des Fersenkontaktes macht den gesamten Fuß (den 1. Strahl eingeschlossen) .... für die Bodenbeschaffenheit.

Standphase
Propulsions- — Die Bewegung des 1. Strahls beginnt in der .... und endet in der späten .... Phase.

Dorsalextension
Plantarflexion — Die Inversion des 1. Strahls ist verbunden mit .... und die Eversion verbunden mit ....

Hallux — Die Plantarflexion des Vorfußes erlaubt der medialen Seite des Fußes in Bodenkontakt zu bleiben, den 1. Strahl zu stabilisieren und ermöglicht dem ...., das Körpergewicht aufzunehmen.

Hypermobilität — Die Pronation des STG während der Propulsion verursacht eine .... des 1. Strahls.

limitus/rigidus — Mit der Hypermobilität des 1. Strahls – falls der primäre Kraftzug des Metatarsophalangeal-Gelenks in der Sagittal-Ebene liegt – kann ein Hallux .... entstehen.

15.3 Die Bewegung des 5. Strahls

Eine Bewegung des 5. Strahls kann nur bei intertarsaler Gelenkmobilität erfolgen. Bei Belastung ist **keine** Bewegung des 5. Strahls möglich. Vom 5. Metatarsalkopf aus gemessen besteht der Bewegungsumfang aus 3 mm Dorsalextension und 3 mm Plantarflexion.

Wenn eine Supination des 5. Strahls erfolgt, besteht die Bewegungsrichtung zu gleichen Teilen aus Plantarflexion und Inversion sowie einer minimalen Adduktion. Bei der Pronation besteht die Bewegungsrichtung zu gleichen Teilen aus Dorsalextension und Eversion mit minimaler Abduktion. Wenn die Kleinzehen ein stabiles Segment des Fußes schaffen, kann das

Körpergewicht effektiv auf die gegenüberliegende Körperseite verlagert werden. Hierdurch wird ein propulsiver Gang unterstützt. Umgekehrt kann aus verschiedenen Gründen das Körpergewicht nicht auf die gegenüberliegende Körperseite verlagert werden, wenn die Stabilität fehlt. Hierdurch kann ein apropulsiver Gang entstehen.

Die Bewegungsachsen der übrigen Metatarsophalangeal-Gelenke teilen sich die räumliche Orientierung mit den interphalangealen Achsen. Sie verlaufen parallel zu der Frontal- und Transversal-Ebene. Das bedeutet, dass ihre Bewegung nur in der Sagittal-Ebene möglich ist. Die Kleinzehen werden als gewichtstragendes Segment des Fußes durch den M. flexor digitorum longus stabilisiert. Sein Einfluss kann das Körpergewicht effektiv auf den gegenüberliegenden Fuß übertragen.

Zur Übung:

Die Bewegung um die Achse des 5. Strahls kann als .... Bewegung gelten (z. B. .... und ....).

dreidimensionale
Pronation
Supination

Die Kleinzehen können nur .... oder ....

dorsalextendieren
plantarflektieren

Die Kleinzehen werden als gewichtstragendes Segment des Fußes stabilisiert durch ....

M. flexor digitorum longus

Fragen

1. Die STG-Pronation kann in der Propulsionsphase des Ganges verursachen:
a. eine Hypermobilität des 1. Strahls
b. eine Subluxation des 1. Metatarsophalangealgelenks
c. die Bildung von Hammerzehen
d. a + b
e. b + c

2. Bei der Bewegung des 1. Strahls ist festzustellen, dass die Inversion verbunden ist mit:
a. Abduktion
b. Adduktion
c. Dorsalextension
d. Plantarflexion
e. nichts von oben Genanntem ist korrekt

3. Wenn eine Hypermobilität des 1. Strahls besteht, ist das STG in der Propulsionsphase:
a. proniert
b. supiniert

4. Der 1. Strahl zeigt eine sehr geringe Bewegung in:
a. der Sagittal-Ebene
b. der Transversal-Ebene
c. der Frontal-Ebene
d. a + b
e. b + c

5. Der 1. Strahl besitzt einen verringerten Bewegungsumfang, wenn das STG proniert ist.
a. richtig
b. falsch

6. Der Patient besitzt einen Hallux limitus als Folge der STG-Pronation in der Propulsionsphase und einen hypermobilen 1. Strahl mit primärem Kraftzug zur Subluxation in der:
a. Sagittal-Ebene
b. Transversal-Ebene
c. Frontal-Ebene
d. a + b
e. b + c

7. Wenn die Kleinzehen ein stabiles Segment in der Propulsionsphase bilden:
a. spricht man von einem propulsiven Gang
b. kann das Körpergewicht nicht auf den gegenüberliegenden Fuß übertragen werden
c. wird das als apropulsiver Gang bezeichnet
d. a + b
e. b + c

8. Während der Propulsionsphase muss der 1. Strahl – um Gewicht tragen zu können – plantarflektieren und evertieren.
a. richtig
b. falsch

9. Bewegungsachsen, die parallel zur Frontal- und Transversal-Ebene verlaufen, betreffen die:
a. Metatarsophalangeal-Gelenke
b. interphalangealen Gelenke
c. a + b
d. b + c

10. In der Propulsionsphase zeigen die Kleinzehen eine:
a. Inversion
b. Eversion
c. Plantarflexion
d. Dorsalextension
e. Supination

Lösungen

1.	2.	3.	4.	5.	6.	7.	8.	9.	10.
d	c	a	b	b	a	a	a	b	d

16 Die Pathologien des 1. Strahls

16.1 Der plantarflektierte 1. Strahl

Der 1. Strahl erfüllt in der Propulsionsphase des Ganges eine wichtige Funktion des Fußes. Ist diese Funktion in der Abstoßphase des Fußes beeinträchtigt, verschlechtert sich die Propulsion. Eine strukturell bedingte Deformität mit dieser Eigenschaft ist der plantarflektierte 1. Strahl. Bei Neutralstellung des STG und vollständig proniertem Chopart-Gelenk besitzt er mehr Plantarflexion als Dorsalextension in Bezug zur Ebene der 2.–5. Metatarsalköpfe (Abb. 16.1 und 16.2).

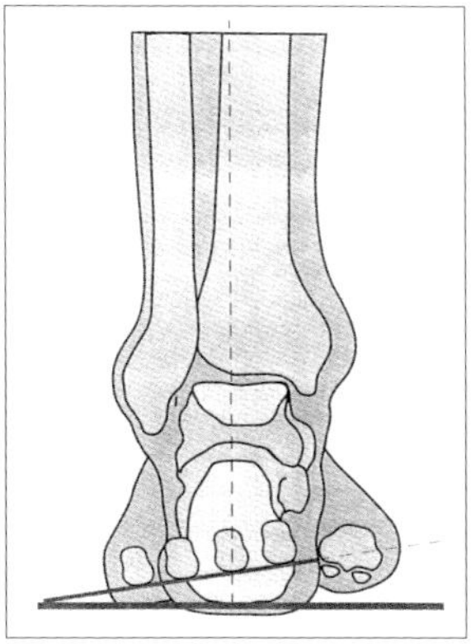

Abb. 16.1 Skizze des plantarflektierten 1. Strahls. Die Ebene der Metatarsalköpfe 2–5 stehen im rechten Winkel zum Calcaneus, wenn sich das 1. Metatarsale über die Waagerechte hinaus nach plantar bewegen kann (linker Fuß).

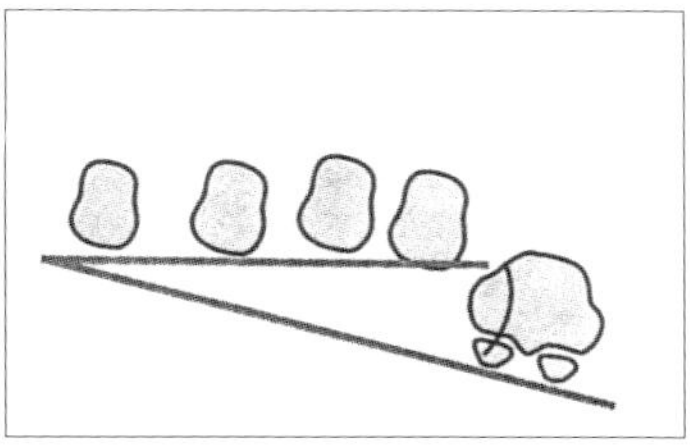

Abb. 16.2 Skizzierte Darstellung der Metatarsalköpfe 1–5 mit eingegliedertem Metatarsale1

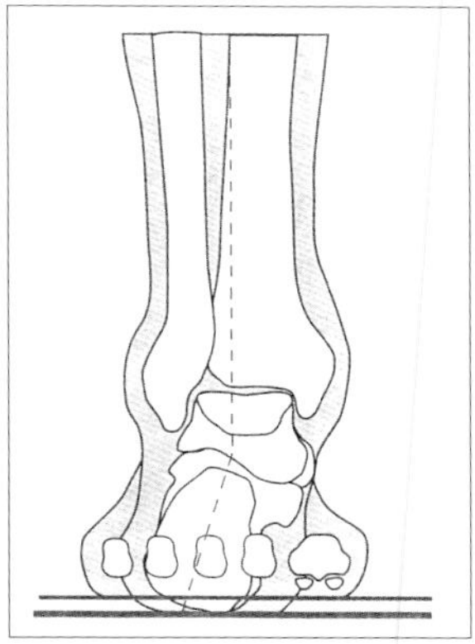

Abb. 16.3 Pronation des STG während der Propulsionsphase

Eine Ähnlichkeit mit dem plantarflektierten 1. Strahl besteht mit dem Vorfuß valgus. Beide Deformitäten verursachen eine Vorfußeversion in Bezug zum Rückfuß. Im Unterschied dazu hat der 1. Strahl beim Vorfuß valgus allerdings einen normalen Bewegungsumfang.

Die STG-Pronation, die bei beiden Deformitäten während der Propulsionsphase entsteht, macht den 1. Strahl zu instabil und uneffektiv, um das Körpergewicht übernehmen zu können (Abb. 16.3).

Wenn ein plantarflektierter 1. Strahl durch die STG-Pronation während der Propulsionsphase instabil gemacht wurde, kann dies keine sichere Grundlage zur Stabilisierung der Großzehe sein. In dieser Situation trägt das Großzehengrundgelenk das Körpergewicht. Zur Entlastung kann der 1. Strahl nur wenig beitragen.

Ebenso besitzen auch die Kleinzehengelenke und das Chopart-Gelenk durch die STG-Pronation keine Stabilität. Es kommt zur Überdehnung des M. flexor digitorum longus.

Während der Propulsion (wenn das STG proniert, um die mediale Fußseite in Bodenkontakt zu halten) supiniert bei einem plantarflektierten 1. Strahl (bzw. Vorfuß valgus) die Längsachse des Chopart-Gelenks. Dies bringt die laterale Seite des Fußes in Bodenkontakt. Ergänzend hierzu sind die Kompensationsarten für den Vorfuß valgus und den plantarflektierten 1. Strahl gleich. Falls es noch nicht gelingt, den plantarflektierten 1. Strahl vollständig zu kompensieren, kann die Chopart-Gelenk-Querachse supinieren. Durch Supination des STG kann schließlich weitere Kompensation erfolgen.

Bei einem gesunden Fuß ist die Längsachse des Chopart-Gelenks während der Propulsionsphase maximal proniert, das STG supiniert. Der M. peroneus longus hebt die laterale Fußseite und bewirkt eine Verlagerung des Körpergewichts auf die mediale Seite.

Wenn bei einem plantarflektierten 1. Strahl (bzw. Vorfuß valgus) die Längsachse des Chopart-Gelenks während der Propulsion nicht maximal proniert ist, kann die Körpergewichtsverlagerung von der lateralen zur medialen Fußseite nur sehr viel schwieriger erreicht werden.

Durch die Instabilität des Vorfußes verursacht ein plantarflektierter 1. Strahl (ebenso der Vorfuß valgus) einen apropulsiven Gang. Hierdurch wird von den Muskeln des Unterschenkels mehr Kraft benötigt, um den instabilen Zustand zu stabilisieren. Geschätzt benötigt die Muskulatur zirka 300 % mehr Energie für einen instabilen Fuß im Gegensatz zu einem stabilen.

Zur Übung:

Überwiegend sieht der plantarflektierte 1. Strahl einer Vorfuß-valgus-Deformität ähnlich. Die plantare Ebene des Vorfußes scheint in Bezug zur plantaren Ebene des Rückfußes .... zu sein (STG in Neutralstellung, Chopart-Gelenk maximal proniert).

evertiert

Von einem gesunden Fuß wird erwartet, dass der Vorfuß proniert und das STG während der Propulsionsphase ....

supiniert

Bei einem plantarflektierten 1. Strahl kann folglich das Großzehengrundgelenk .... als stabiles, gewichtstragendes Segment des Fußes dienen.

nicht

Bei der Vorfuß-valgus-Deformität ist das Subtalar-Gelenk in der Propulsionsphase gezwungen zu ...., um das Körpergewicht nach medial zu verlagern.

pronieren

Wenn der plantarflektierte 1. Strahl durch die Bewegung der Chopart-Gelenk-Längsachse nicht vollständig kompensiert wurde, ... als nächstes das ....

supiniert
STG

16.2 Der Metatarsus primus elevatus (dorsalextendierter 1. Strahl)

Eine weitere Deformität des 1. Strahls, die sich auf die Propulsionsphase in der Gangabwicklung auswirkt, ist der Metatarsus primus elevatus.

Bei dieser strukturellen Anomalie besitzt der 1. Strahl mehr Dorsalextension (> 5mm) als Plantarflexion (< 5mm). Dies bezieht sich (ebenfalls) auf die Ebene der Metatarsalköpfe 2–5 (bei Neutralstellung des STG, Chopart-Gelenk maximal proniert).

Der 1. Strahl steht bei einem Metatarsus primus elevatus relativ dorsalextendiert und besitzt keinen oder wenig Bodenkontakt. In der späten Standphase sowie in der Propulsionsphase besteht keine Stabilität für den Fuß.

Um die mediale Seite des Fußes in Bodenkontakt zu bringen, muss das STG seine supinierte Stellung während der Propulsionsphase aufgeben. Durch die relative bzw. vollständige Pronation des STG sind auch die Chopart-Gelenke nur wenig stabilisiert.

Diese Faktoren verursachen bei einem Patienten mit Metatarsus primus elevatus einen relativ apropulsiven Gang. Von den Muskeln des Fußes und Beines erfordert es mehr Energie, die Stabilität des Fußes zu gewährleisten. Ein Begleitsymptom beider Deformitäten (plantarflektierter sowie dorsalextendierter Strahl) ist deshalb die Überlastung der Muskulatur.

Da der 1. Metatarsalkopf kaum mehr belastet wird, entstehen unter dem dann überlasteten 2. Metatarsalkopf Hyperkeratosen (Callositas, Clavi). Durch die plantare Verschiebung des Gelenks wird der dorsale Rand des 1. Metatarsophalangeal-Gelenks gereizt, Knochensubstanz an dieser Stelle aufgebaut und die Dorsalextension zunehmend eingeschränkt. Bei dieser Deformität ist durch Luxation eine dorsale „Ballenbildung" häufig (Abb. 16.4).

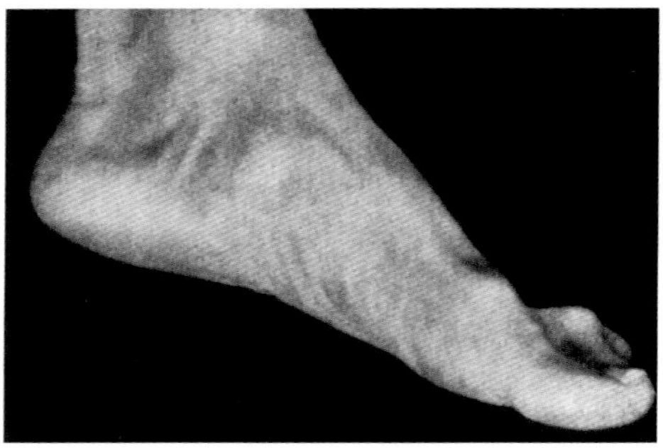

Abb. 16.4
Dorsale Exostose („Ballenbildung") des 1. Metatarsophalangeal-Gelenks

Zur Übung:

plantarflektierten 1. Strahl

Mehr Plantarflexion als Dorsalextension liegt bei einem .... vor.

Metatarsus primus elevatus/dorsalextendierten 1. Strahl

Mehr Dorsalextension als Plantarflexion liegt bei einem .... vor.

Metatarsus primus elevatus

Eine Deformität des 1. Strahls, bei der auf der Dorsalseite des 1. Metatarsalkopfes ein Höcker besteht, nennt man ....

Dorsalextension Plantarflexion

Bei einem Metatarsus primus elevatus besteht mehr .... als ....

apropulsiver

Bei beiden Deformitäten – dem plantarflektierten 1. Strahl und dem Metatarsus primus elevatus – besteht ein .... Gang.

Bei einem Patienten mit Metatarsus primus elevatus steht der 1. Strahl in einer relativ .... Stellung. *dorsalextendierten*

Wenn bei einem Metatarsus primus elevatus der 1. Strahl relativ .... ist, wird der Hallux in eine relativ plantarflektierte Stellung gezwungen. Der Bewegungsumfang des Hallux ist deshalb begrenzt. (Bei der Propulsion ohne ausreichende Möglichkeit der Hallux-Dorsalextension kann ein Hallux limitus oder Hallux rigidus entstehen.) *dorsalextendiert*

Die hauptsächlich luxierende Kraftlinie bei einem Hallux limitus liegt in der ....Ebene. *Sagittal-*

Die .... Seite des 1. Metatarsophalangeal-Gelenks wird gequetscht (verletzt), wenn die .... unzureichend ist. *dorsale* *Dorsalextension*

Bei einem Patienten mit Metatarsus primus elevatus kann man eine .... Muskulatur des Fußes und Beines ebenso wie einen Hallux .... oder einen Hallux .... als wahrscheinliche Folgeerkrankung erwarten. *überlastete* *limitus* *rigidus*

Hallux limitus und Hallux rigidus können bei einem Patienten mit Metatarsus primus elevatus auftreten, weil der Hallux keine ausreichende .... während der .... Phase besitzt. *Dorsalextension* *Propulsions-*

Eine andere Auswirkung der Deformität des 1. Strahls (die einen Hallux limitus oder rigidus hervorrufen kann) ist die Hypermobilität der Gelenke. Da die Hypermobilität nicht ursächlich mit dem 1. Strahl zusammenhängt, ist sie eine Folgeerscheinung der STG-................ während der .... Phase der Gangabwicklung. *Pronation* *Propulsions-*

Fragen

1. Während der Propulsionsphase ist durch eine STG-Pronation der 1. Strahl ungeeignet, Gewicht zu tragen. Dies geschieht beim Vorfuß valgus ebenso wie beim plantarflektierten 1. Strahl.
a. richtig
b. falsch

2. Während der Propulsion bei einem plantarflektierten 1. Strahl:
a. proniert die Längsachse des Chopart-Gelenks
b. proniert das STG
c. supiniert die Längsachse des Chopart-Gelenks
d. a + b
e. b + c

3. Eine strukturelle Anomalie, bei welcher der 1. Strahl mehr Plantarflexion als Dorsalextension besitzt, nennt man:
a. Metatarsus primus varus
b. Metatarsus primus valgus
c. Metatarsus primus elevatus
d. plantarflektierter 1. Strahl
e. dorsalextendierter 1. Strahl

4. Die Pathologie des plantarflektierten 1. Strahls besitzt – im Gegensatz zu einem Vorfuß valgus – keinen normalen Bewegungsumfang des 1. Strahls. In der Erscheinungsform unterscheidet sich der plantarflektierte 1. Strahl nicht vom Vorfuß valgus.
a. richtig
b. falsch

5. Der 1. Metatarsalkopf weist einen dorsalen Höcker auf beim:
a. Vorfuß varus
b. Vorfuß valgus
c. Metatarsus primus elevatus
d. Metatarsus primus varus
e. plantarflektierten 1. Strahl

6. Bei Patienten mit einem Metatarsus primus elevatus ist:
a. das STG während der Propulsionsphase leicht supiniert
b. das Chopart-Gelenk durch die Flexoren-Muskulatur während der Propulsionsphase stabilisiert
c. der Hallux wirksam in der Lage, während der Propulsionsphase Gewicht aufzunehmen
d. der Gang relativ apropulsiv
e. der 1. Strahl während der Propulsionsphase besonders stabil

7. Im Gegensatz zu einem plantarflektierten 1. Strahl besteht beim Metatarsus primus elevatus ein relativ apropulsiver Gang.
a. richtig
b. falsch

8. Im Gegensatz zum plantarflektierten 1. Strahl besteht beim Metatarsus primus elevatus eine starke Gewichtsbelastung unter dem 2. Metatarsalköpfchen.
a. richtig
b. falsch

9. Die erste Achse, bei der die Kompensation für einen plantarflektierten 1. Strahl beginnt, ist:
a. die Querachse des Chopart-Gelenks
b. das STG
c. die Längsachse des Chopart-Gelenks
d. a + b
e. b + c

10. Für die Definition des Metatarsus primus elevatus gilt:
a. der Hallux kann kein Gewicht aufnehmen
b. die luxierende Kraftlinie des 1. Metatarsophalangeal-Gelenks liegt hauptsächlich in der Sagittal-Ebene
c. der 1. Strahl besitzt mehr Plantarflexion als Dorsalextension
d. der 1. Strahl besitzt mehr Dorsalextension als Plantarflexion
e. der 1. Strahl hat einen normalen Bewegungsumfang

Lösungen

1.	2.	3.	4.	5.	6.	7.	8.	9.	10.
a	e	d	a	c	d	b	a	c	d

17 Die biomechanische Untersuchung: Bewertung ohne Fußbelastung

Die Ursache der Fehlbelastung und den meist damit verbundenen Fußbeschwerden festzustellen, ist für das Behandlungskonzept des Patienten vorrangig. Die überwiegend praktizierte palliative (nur die Symptome berücksichtigende) Fußbehandlung gehört damit nicht der Vergangenheit an. Sie bleibt immer noch das letzte Mittel für die Fälle, bei denen sich keine Alternativen – außer der Operation – bieten.

Das Konzept für die biomechanische Fußuntersuchung richtet sich – bis auf wenige Ausnahmen – nach den Ausarbeitungen der amerikanischen Autoren Merton Root, William Orien und John Weed.

Sie haben die Biomechanik des Fußes 1946 aus dem Willen nach Hilfe entwickelt, weil bei einigen nach Kalifornien zur Erholung geschickten Kriegsveteranen – trotz Fußoperationen – keine Linderung der Fußbeschwerden einsetzen wollte.

Im Anschluss an die biomechanische Fußuntersuchung wird viel Wissen aus den beschriebenen Kapiteln benötigt. Wenn es unklare Zusammenhänge gibt, wird es helfen, bei den themenbezogenen Gebieten dieses Buches nachzuschlagen oder die ausführlichere Fachliteratur (Theorie der medizinischen Fußbehandlung, Band 3 – Podologische Biomechanik) heranzuziehen.

Eine Biomechanische Untersuchung umfasst die:

- **Anamnese** (Befragung der Krankheitsgeschichte)
- **Inspektion** (Gang, Hautveränderungen, ...)
- **klinische Untersuchung** (Test der Muskelfunktion, Bewegungsumfänge, Beinlängenunterschiede, Vergleich der Ergebnisse der rechten und linken Seite des Körpers)
- **Ganganalyse**

Falls Orthosen (ähnlich einer orthopädischen Einlage) hergestellt werden müssen, sind Messungen am Fuß erforderlich.

Bei den biomechanischen Untersuchungen gibt es bestimmte Bewertungsgrundlagen, die idealen biomechanischen Parametern (Hilfsgrößen) für Fuß und Bein entsprechen.

Diese Idealwerte existieren in der Praxis allerdings nur selten. Sie sind konsequenterweise nur als Richtlinien für die Untersuchungsergebnisse zu verstehen, die im Bereich der „Normalität“ liegen. Alle Werte, die sich darunter oder darüber befinden, können im Zusammenhang mit anderen Ergebnissen als Ursache der Fehlbelastung des Fußes herangezogen werden.

In Bezug auf die Anamnese und die Inspektion werden diese Daten aus der Befunderstellung des Neupatienten ohnehin dokumentiert sein. Diese Themen sind deshalb nicht beschrieben.

17.1 Die klinische Untersuchung

17.1.1 Oberes Sprunggelenk (Synonym: Talocruralgelenk)

Lage des Patienten: Rückenlage
Eine Dorsalextension ist *bei gestrecktem Knie* von mindestens 10° notwendig (Abb. 17.1).

> *Wenn < 10° Dorsalextension bei gestrecktem Knie erreicht werden (z. B. bei einem Pes equinus), kann das STG in der Propulsionsphase der Gangabwicklung eine anomale Pronation aufweisen.*

Die Dorsalextension des oberen Sprunggelenks wird auch mit gebeugtem Knie beurteilt (Abb. 17.2). Bei gebeugtem Knie entspannt sich der Zug des M. gastrocnemius, wodurch mehr Dorsalextension im oberen Sprunggelenk verfügbar sein müsste.

Ist der Betrag der Dorsalextension des oberen Sprunggelenks mit gebeugtem wie mit gestrecktem Knie gleich, kann der M. gastrocnemius nicht die Ursache sein. Eventuell liegt dann eine Kontraktur des M. soleus vor.

Wenn die gleiche Einschränkung der Dorsalextension bei gestrecktem wie gebeugtem Knie besteht, kann auch eine knöcherne Blockierung (Osteophytose/Exostose) im vorderen (anterioren) Bereich des oberen Sprunggelenks vorhanden sein. Es ist möglich, dass sich dieser knöcherne Überstand (Exostose) durch ein sich wiederholendes Mikrotrauma (z. B. Bergauflaufen) gebildet hat.

Zur Unterscheidung der Ursachen:
Beim Test des oberen Sprunggelenks fühlt der Untersuchende an der Grenze der möglichen Dorsalextension des Fußes:

- bei muskulärer Ursache ein weiches, federndes Endgefühl
- bei knöchern bedingter Ursache ein hartes, mit fühlbarem Widerstand verbundenes Endgefühl

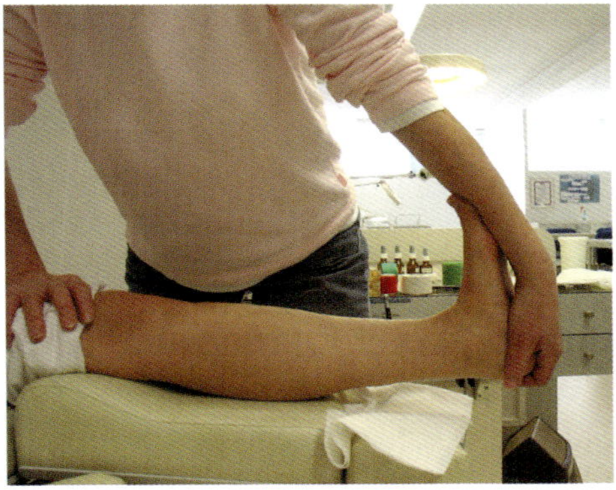

Abb. 17.1 Test für die Dorsalextension des oberen Sprunggelenks (Talocruralgelenks) mit gestrecktem Knie (linkes Bein)

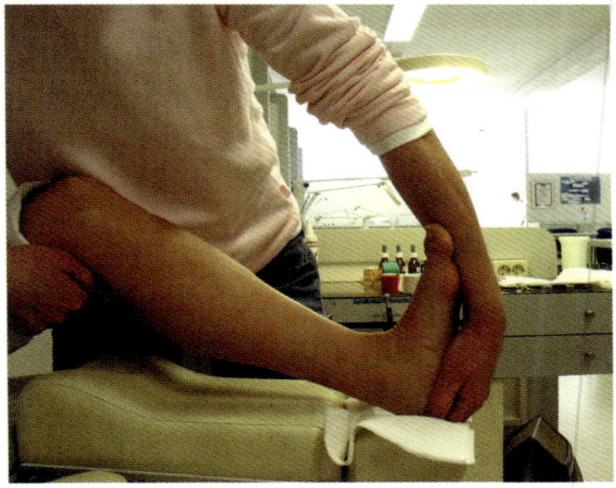

Abb. 17.2 Test für die Dorsalextension des oberen Sprunggelenks (Talocruralgelenks) mit gebeugtem Knie (linkes Bein)

Zur Übung:

Zusammen mit dem M. gastrocnemius formt der M. soleus die Achillessehne, die am hinteren Calcaneus ansetzt. Sind der M. gastrocnemius oder der M. soleus verkürzt, wird die Dorsalextension eingeschränkt sein.

Die Einschränkung der Dorsalextension ist bei gestrecktem ebenso wie bei gebeugtem Knie festzustellen, wenn sich der .... verkürzt hat. *M. soleus*

Der M. gastrocnemius ist normalerweise bei gebeugtem Knie .... und lässt deshalb mehr Dorsalextension zu. *entspannt*

Der Equinus, welcher eine größere Einschränkung der Dorsalextension bei gestrecktem als mit gebeugtem Knie verursacht, ist der .... Equinus. *M. gastrocnemius-*

Rückenlage
sitzender
gebeugtem
gestrecktem

Die Dorsalextension des oberen Sprunggelenks wird gemessen, wenn sich der Patient in .... oder .... Position (z. B. Behandlungsstuhl mit durchgehender Beinauflage) befindet. Die Messung/Beurteilung wird mit .... und .... Knie durchgeführt.

10
gestrecktem

Als normaler Wert für das obere Sprunggelenk gilt mindestens ....° Dorsalextension bei .... Knie.

Pronation
Propulsions-

Wenn weniger als 10° Dorsalextension im oberen Sprunggelenk verfügbar sind, wird wahrscheinlich eine anomale STG-............. in der .... Phase des Ganges zu sehen sein.

17.1.2 Beurteilung der Neutralstellung des unteren Sprunggelenks/STG

Lage des Patienten: Bauchlage
Zur Beurteilung wird eine Mittellinie auf die hintere (posteriore) Calcaneusfläche und ebenso auf das untere Drittel des Unterschenkels gezogen. Bevor man die Mittellinien einzeichnet, muss das Bein in die Frontal-Ebene gebracht werden. Dies erreicht man, indem der Patient das gegenüberliegende Bein beugt. Hierdurch wird das Becken (mit der gebeugten Beinseite) angehoben und der Unterschenkel der zu untersuchenden Seite (selbstständig) in die Frontal-Ebene gedreht.

Die Mitte der Ferse ist mit beiden Händen durch Abtasten ihrer medialen und lateralen Umrisse zu bestimmen. Bei leichter Dorsalextension des Fußes werden die oberen 2/3 der Fersenmitte durch drei Punkte markiert:

- ein Punkt distal
- einer proximal und
- einer zwischen den beiden Punkten.

Es ist wichtig, dass sich dabei die Augen des Untersuchenden lotrecht über den 3 Punkten auf der Ferse befunden haben.

Danach werden die drei Punkte als Gerade miteinander verbunden und die Linie bis zum restlichen Drittel der Ferse fortgesetzt. Die Verbindung der Punkte sollte möglichst ohne Lineal gezeichnet werden. Es kann passieren, dass sich die Haut unter dem Lineal verzieht und besonders im Randbereich der Ferse statt einer Gerade eine Kurve entsteht.

Für das untere Drittel des Unterschenkels wird die Mittellinie in gleicher Weise wie bei der Ferse gefunden. Hier dienen die seitlichen Konturen der Wade als Referenz.

Der Grund dafür, dass das restliche distale Drittel der Ferse keinen Markierungspunkt erhält, liegt am Fettpolster, das die Ferse umgibt. Einen Mittelpunkt – im restlichen Drittel der Ferse gesetzt – könnte im Randbereich der Ferse bei Belastung des Fußes eine kurvige Linie entstehen lassen.

Auffinden der STG-Neutralstellung (ohne Messung):
Lage des Patienten: Bauchlage (Beispiel a auch im Stehen)
Die Neutralstellung des STG wird gefunden, indem man den Fuß leicht dorsalextendiert und mit Daumen (plantar) und Zeigefinger (dorsal) am 5. Metatarsalkopf hält, in der Frontal-Ebene (in der Reihenfolge Inversion und Eversion) bewegt und hierzu:

a. die konkaven Einbuchtungen über und unter den lateralen Malleoli beobachtet. Verlaufen die Kurven der konkaven Einbuchtungen nahezu gleich, befindet sich das STG in Neutralstellung.
b. den Punkt findet, bei dem sich die Bewegung des STG von einer supinierten in eine pronierte Stellung ändert. Dies ist mit einem höchsten Punkt vergleichbar, dem man sich auf einer Seite genähert hat (= die Neutralstellung) und auf der anderen Seite wieder verlässt.
c. die Kongruenz (Deckungsgleichheit) des Talonaviculargelenks auf der medialen Seite ertastet (Abb. 17.3). Wenn der Fuß und das STG supiniert stehen, ist der Vorfuß in Bezug zum Rückfuß adduziert. Es besteht kein kantiges Gefühl an der medialen Seite des Talonaviculargelenks. Im Gegensatz dazu – wenn der Fuß und das STG proniert stehen – ist der Vorfuß in Bezug zum Rückfuß abduziert und eine umgekehrte Kantigkeit des Gelenks fühlbar wie sie in der supinierten Stellung zu fühlen war. Die Neutralstellung ist an dem Punkt der Kongruenz erreicht, wenn sich weder in der einen noch der anderen Richtung eine Unebenheit am Gelenk fühlbar ist.

Von den vorgestellten Methoden zur Bestimmung der STG-Neutralstellung ist a) die leichtere und c) die sicherste Bestimmung.

Abb 17.3
Palpationspunkt am Talonaviculargelenk (Demonstration am Fußskelett des rechten Fußes)

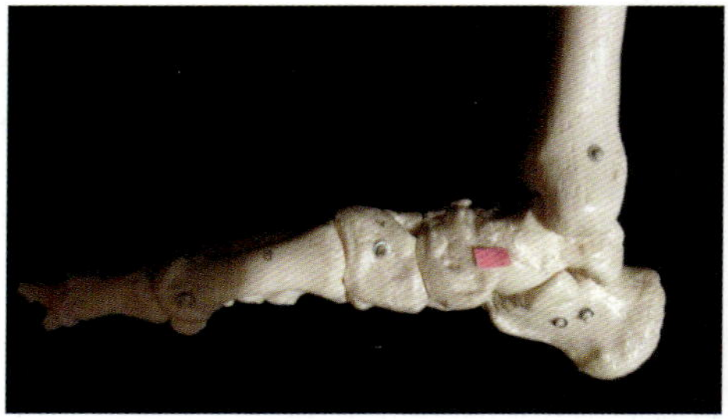

Durch Dorsalextension des Fußes verschränkt sich der breitere Teil der Sprungbeinrolle in der Malleolengabel. Wenn sich der Unterschenkel in der Frontal-Ebene befindet, folgt das STG zur Messung und Beurteilung seines Bewegungsumfangs ebenfalls dieser Ebene.

Messung des STG-Bewegungsumfangs

Lage des Patienten: Bauchlage

Um den gesamten Bewegungsumfang des STG als Wert darzustellen, ist der Fuß wieder in leichte Dorsalextension zu bringen. Danach wird die Ferse (STG) passiv zuerst in eine maximal supinierte Stellung gebracht. Ein Arm des Goniometers wird direkt (parallel) an die Gerade der Fersenmittellinie angelegt, der andere Arm des Goniometers wird direkt (parallel) an die Mittellinie des Unterschenkels angelegt und der erhaltene Winkel abgelesen. Dies wird mit maximal proniertem STG wiederholt. Der gesamte Bewegungsumfang wird dann (durch Addition) als Summe berechnet. Die Neutralstellung des STG lässt sich aus 2/3 des gesamten Bewegungsumfangs für die Supination und 1/3 für die Pronation ermitteln. Gewöhnlich ist der Bewegungsumfang beider Füße gleich.

Das Minimum für den gesamten Bewegungsumfang des STG beträgt zirka 8°–12° Bewegung. Als Berechnungsbeispiel für den Bewegungsumfang des STG von insgesamt 12° fallen 2/3 auf die Supination (= 8°) und 1/3 auf die Pronation (= 4°). Zwischen beiden Werten liegt die Neutralstellung des STG, bei der weder Supination noch Pronation herrscht. Das heißt, von dieser Stelle sind 8° Supination und 4° Pronation des STG zu erreichen.

Zur Übung:
Der Bewegungsumfang des STG wird durch leichte Drehung der Ferse in der Frontal-Ebene ermittelt, sodass die .... des Gelenks bestimmt werden kann. *Neutralstellung*

Die Mittellinie der Ferse ist in der .... einzuzeichnen. *Frontal-Ebene*

Für die Ergänzung des letzten Drittels der hinteren Fersenmittellinie sollte ein Lineal .... benutzt werden. *nicht*

Anmerkung:
Um den Bewegungsumfang des STG zu ermitteln, sollte die Ferse passiv in eine Supination und Pronation bewegt werden.

Um den Bewegungsumfang des STG zu messen, ist es wichtig, den Fuß bis zum Widerstand in einer .... zu halten, damit nur die Bewegung des STG in der Frontal-Ebene erfasst wird. *leichten Dorsalextension*

Das STG wird zuerst in eine .... Stellung gebracht. *supinierte*

17.1.3 Bewegung des Chopart-Gelenks

Lage des Patienten: Bauchlage
Eine weitere Bestimmung gilt dem Vorfuß-Rückfuß-Verhältnis. Es zeigt die Stellung des Chopart-Gelenks (STG in Neutralstellung) an.

Der Fuß wird mit Daumen und Zeigefinger (wie beim Auffinden STG-Neutralstellung) am 5. Metatarsalkopf gehalten und dorsalextendiert. **Dann wird der Vorfuß maximal invertiert und anschließend bis zur Neutralstellung des STG evertiert.**

An diesem Punkt wird das Vorfuß-Rückfuß-Verhältnis gemessen und notiert. Das Vorfuß-Rückfuß-Verhältnis ist die Winkelbildung der plantaren Fläche des Rückfußes (der lotrechten Fersenmittellinie) zur plantaren Fläche des Vorfußes.

Die plantare Fläche des Vorfußes besteht aus der Ebene der Metatarsalköpfchen 1–5, wenn die Bewegung des 1. Strahls normal ist. Die plantare Fläche besteht nur aus der Ebene der Metatarsalköpfchen 2–5, wenn die Bewegung des 1. Strahls anomal ist.

Der Grund dafür, dass der Fuß von der Inversion in die Eversion wechseln soll, sind die beiden Chopart-Gelenk-Achsen, die dadurch maximal proniert werden. In entgegengesetzter Reihenfolge könnte das Ergebnis durch Distorsion des Gelenks verfälscht werden. Das Resultat wäre mehr Inversion (Supination) der Longitudinalachse des Chopart-Gelenks. Diese Verdrehung entspräche nicht dem tatsächlichen Vorfuß-Rückfuß-Verhältnis.

Das Vorfuß-Rückfuß-Verhältnis wird mit einem Goniometer oder einem anderen geeigneten Instrument (beispielsweise Vorfuß-Rückfuß-Messgerät, Abb. 17.4) bestimmt.

Wird ein Goniometer (Abb. 17.5) verwendet, so wird ein Arm des Goniometers unter die plantare Ebene des Vorfußes (unter die Metatarsalköpfe) gelegt, der andere Arm parallel zur plantaren Ebene des Rückfußes.

Verwendet man ein Vorfuß-Rückfuß-Messgerät, wird der rückwärtige Spalt des Gerätes über die Mittellinie des Calcaneus und seine flache vordere Ebene unter die Metatarsalköpfe gelegt.

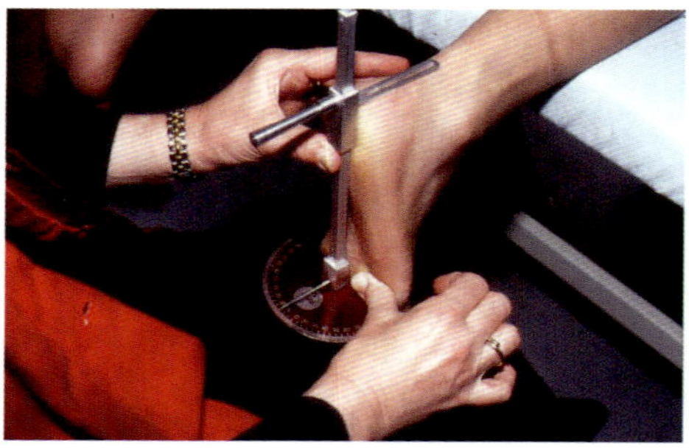

Abb. 17.4 Gebrauch des Vorfuß-Rückfuß-Messgerätes

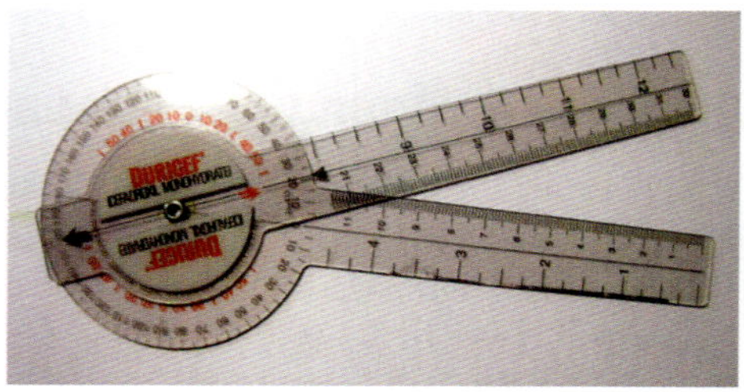

Abb. 17.5 Goniometer (auch: Anlegegoniometer)

Bei Gebrauch des einen oder anderen Instruments ist es notwendig, den Fuß dorsalextendiert und beide Achsen des Chopart-Gelenks maximal proniert zu halten.

Zur Übung:

plantaren
Rückfußes/Ferse

Das Vorfuß-Rückfuß-Verhältnis besteht aus dem Winkel zwischen der .... Fläche des Vorfußes und der plantaren Fläche des ....

Um das Vorfuß-Rückfuß-Verhältnis zu bestimmen und ein Maß für die Chopart-Gelenk-Stellung zu erhalten, wird der Fuß dorsalextendiert am 5. Metatarsalkopf gehalten, maximal .... und anschließend in Richtung .... bewegt, bis das STG seine .... erreicht hat. *supiniert Pronation Neutralstellung*

Vor Bestimmung des Vorfuß-Rückfuß-Verhältnisses ist sicherzustellen, dass beide Achsen des Chopart-Gelenks maximal .... sind. *proniert*

Wenn die plantare Ebene des Vorfußes zur plantaren Ebene des Rückfußes invertiert steht (STG in Neutralstellung, beide Achsen des Chopart-Gelenks maximal proniert), spricht man von einer Vorfuß-............Deformität. *varus-*

Eine Vorfuß-valgus-Deformität besteht, wenn die plantare Ebene des Vorfußes zur plantaren Ebene des Rückfußes .... steht (STG in Neutralstellung, beide Achsen des Chopart-Gelenks maximal proniert). *evertiert*

17.1.4 Beurteilung des 1. Strahls

Lage des Patienten: Bauchlage
Der Bewegungsumfang des 1. Strahls wird beurteilt, indem man den Fuß (wie beim Vorfuß-Rückfuß-Verhältnis) dorsalextendiert und das STG in Neutralstellung bringt.

Indem man den Fuß in dieser Stellung hält, werden die 2. bis 5. Metatarsalköpfchen mit einer Hand stabilisiert. Die Fläche des Daumens befindet sich dabei plantar, die übrigen Finger dorsal auf dem Fußrücken. Die gegenüberliegende Hand greift mit Daumen und Zeigefinger den 1. Metatarsalkopf und bewegt ihn bis zum Widerstand in dorsale und plantare Richtung. Die sich in der Ausgangsstellung auf gleicher Ebene gegenüberliegenden Daumennägel können als Zeiger (Indikator) für die Bewegung des 1. Metatarsalkopfes dienen (Abb. 17.6).

Normalerweise sollten sich die Ergebnisse (abgeschätzt) für die Dorsalextension (verbunden mit Inversion) und Plantarflexion (verbunden mit Eversion) gleichen.

Diese Praxis gilt als Standard für die Beurteilung des Bewegungsumfangs des 1. Strahls.

Abb. 17.6
Test des 1. Strahls

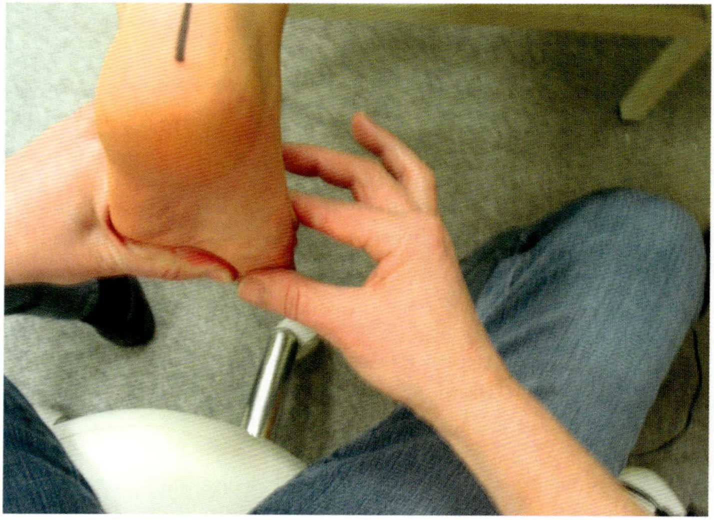

Der Betrag der dorsalen sowie der plantaren Ausrichtung liegt normal bei je 5 mm, also insgesamt 10 mm Gesamtumfang der Bewegung.

Wenn mehr Dorsalextension des 1. Strahls als Plantarflexion besteht, wird dies als **Metatarsus primus elevatus** bezeichnet.

Bei mehr Plantarflexion als Dorsalextension des 1. Strahls wird dies **plantarflektierter 1. Strahl** genannt.

Es kann ein anomaler Bewegungsumfang des 1. Strahls vorhanden sein, wenn ein Vorfuß varus oder valgus vorliegt. In diesem Fall kann sich die rechtwinkelige Daumenlage an der Mittellinie der Ferse orientieren.

Zur Übung:

Neutralstellung

Bei der Untersuchung des Bewegungsumfangs des 1. Strahls wird der Fuß dorsalextendiert und das STG in .... gebracht.

1. Metatarsalkopf

Die 2. bis 5. Metatarsalköpfe werden mit einer Hand stabilisiert, während die gegenüberliegende Hand mit Daumen und Zeigefinger den .... greift.

dorsale
plantare

Der 1. Metatarsalkopf wird dann in .... und .... Richtung bis zum Widerstand bewegt.

Der gesamte Bewegungsumfang des 1. Strahls beträgt zirka *10*
.... mm.

Der Bewegungsumfang des 1. Strahls teilt sich in der Regel auf *5*
in .... mm Dorsalextension und .... mm Plantarflexion. *5*

17.1.5 Die Malleolartorsion

Lage des Patienten: Rückenlage
Da die femorale Torsion (für das nach außen/innen gedrehte Wachstum der Tibia in der Transversal-Ebene) nicht direkt gemessen werden kann, wird dazu die Malleolartorsion (Position des medialen und lateralen Malleolus) herangezogen.

Bei Erwachsenen beträgt das Maß für die Malleolartorsion im Allgemeinen 13° bis 18° Außendrehung (nach außen gerichtete Malleolartorsion).

Für die Bestimmung muss sich das Knie des Patienten parallel zur Frontal-Ebene befinden. Dazu sollten die hinteren femoralen Kondylen im gleichen Abstand zur Untersuchungsbank liegen.

Die Malleolartorsion wird entweder mit dem Goniometer oder dem Gravitationsgoniometer gemessen (Abb. 17.7). Um den Betrag der Malleolartorsion exakt messen zu können, muss jeweils ein Mittelpunkt an den medialen und lateralen Malleolen-Knöcheln bestimmt werden.

Wenn man ein Goniometer verwendet, liegt ein Arm des Goniometers plantar so unter der Fußfläche des Patienten, dass er beide Mittellinien visuell verbindet. Der andere Arm liegt parallel zur Oberfläche der Untersuchungsbank. Der Winkel kann danach abgelesen werden.

Verwendet man ein Gravitationsgoniometer, werden die Arme des Instruments auf die Mittellinie der Malleoli gesetzt und der Winkel an der Skala in Verbindung mit dem (der Schwerkraft gehorchenden) Zeiger abgelesen.

Auswirkungen der Malleolartorsion

Die Tibia und der Talus bewegen sich bei intertarsaler Gelenkstabilität (engl.: Closed Kinetic Chain) in einer Einheit mit dem STG.

Wenn die Tibia nach innen gedreht ist (etwa nur 8° Außendrehung aufweist), wird der Betrag der verfügbaren Pronation des STG durch die intertarsale Gelenkstabilität sehr begrenzt. Dies liegt an dem Talus, der durch die Tibia in eine Position gezogen wird, die eine Pronation behindert bzw. unmöglich macht.

Wenn eine nur leicht nach innen gedrehte Malleolarposition vorliegt, spricht man von einer fehlenden Malleolartorsion.

Im Gegensatz dazu würde eine starke Malleolar-Außendrehung bei intertarsaler Gelenkstabilität die Supination des STG begrenzen.

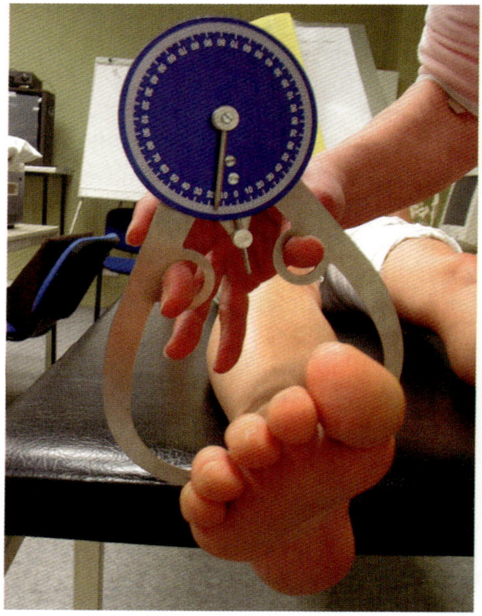

Abb. 17.7 Beurteilung der Malleolartorsion mit dem Gravitationsgoniometer

Zur Übung:

Pronation Wenn keine Malleolartorsion vorhanden ist (etwa Malleolar-Innendrehung), wird dies bei intertarsaler Gelenkstabilität gewöhnlich zu einer Begrenzung der STG .... führen.

Transversal- Die Malleolartorsion ist ein Maß für das nach innen/außen gedrehte Wachstum der Tibia in der ....Ebene.

13 Die normale Malleolartorsion liegt zwischen ....° und ....°
18 Außendrehung.

Fragen

1. Wenn der Betrag für eine Dorsalextension des oberen Sprunggelenks mit gebeugtem wie gestrecktem Knie der gleiche ist, kann die Diagnose lauten:
a. M. gastrocnemius equinus
b. Equinus des oberen Sprunggelenks
c. M. soleus equinus
d. a + b
e. b + c

2. Die Fersenmittellinie sollte möglichst mit Lineal gezeichnet werden.
a. richtig
b. falsch

3. Ein M. gastrocnemius equinus wird verursachen:
a. mehr Dorsalextension des oberen Sprunggelenks mit gestrecktem Knie
b. mehr Dorsalextension des oberen Sprunggelenks mit gebeugtem Knie
c. gleiche Werte bei der Dorsalextension des oberen Sprunggelenks mit gestecktem und gebeugtem Knie
d. mehr Plantarflexion mit gestrecktem Knie
e. mehr Plantarflexion mit gebeugtem Knie

4. Bei den meisten Füßen der Patienten ist der Bewegungsumfang der Gelenke asymmetrisch.
a. richtig
b. falsch

5. Der geringste Betrag für eine Dorsalextension des oberen Sprunggelenks bei gestrecktem Knie beträgt:
a. 0°
b. 5°
c. 10°
d. 15°
e. 20°

6. Normale (ideale) Werte werden bei den Messergebnissen in der Praxis nicht oft gefunden.
a. richtig
b. falsch

7. Welcher Wert steht für eine anomale Malleolartorsion nach innen?
a. 11°
b. 13°
c. 15°
d. a + b
e. b + c

8. Die Malleolartorsion ist ein Maß für die:
a. Chopart-Gelenk-Stellung
b. Stellung des STG
c. Torsion der Fibula
d. Torsion der Tibia
e. Torsion des Femurs

9. Bevor das Vorfuß-Rückfuß-Verhältnis gemessen wird, ist es notwendig, den Fuß von der pronierten in die supinierte Stellung zu bringen.
a. richtig
b. falsch

10. Das Minimum des gesamten STG Bewegungsumfangs beträgt:
a. 0°
b. 5°–7°
c. 8°–12°
d. 15°–18°
e. 10°

Lösungen

1.	2.	3.	4.	5.	6.	7.	8.	9.	10.
e	b	b	b	a	a	a	d	b	c

18 Biomechanische Untersuchung: Bewertung unter Belastung des Fußes

Diese Form der Untersuchung beinhaltet insgesamt vier Bewertungen:

- die neutrale Fersenstellung im Stand (neutrale Standposition)
- die entspannte Fersenstellung im Stand (entspannte Standposition)
- die Form der Tibia (Varus- oder Valgus-Stellung)
- die Ganganalyse

18.1 Die Gangposition (Gangwinkel und Abstand der medialen Malleoli während des Gehens)

Der Ausgangspunkt zur Messung der neutralen Standposition der Ferse, der entspannten Standposition der Ferse und der Varus-/Valgus-Stellung der Tibia (falls vorhanden) ist die Gangposition (engl.: angle and base of gait) des Fußes.

Sie ist am besten zu bestimmen, wenn das Gangbild über einen Zeitraum von 1–2 Minuten beobachtet und dabei immer beide Füße des Patienten einbezogen werden.

Der Gang**winkel** (engl.: angle of gait) drückt aus, um wie viel Grad der Fuß von der Fortbewegungslinie abweicht. Normalerweise abduziert der Fuß 7°–10° von der Fortbewegungslinie.

Die Gang**breite** (engl.: base of gait) wird als Abstand zwischen den beiden medialen Malleoli während der Gangabwicklung definiert. Normalerweise beträgt er 2,5–3,7 cm.

> *Der Gang**winkel** des Fußes beträgt zirka 7°–10°, seine Gang**breite** zirka 2,5–3,7 cm.*

Die Gangpositionen lassen eine Standardisierung (und deshalb die Vergleichbarkeit der Werte) von zwei unterschiedlichen Untersuchern (Arzt, Podologe) zu und sind auch durch Röntgenaufnahmen zu belegen.

Eine Alternative zur Beurteilung der Gangposition ist, den Patienten für zirka 30 sec. auf der Stelle treten zu lassen und die

Stellung der Füße zu betrachten. Diese Methode hat jedoch den Nachteil, dass in der Regel die Füße weiter auseinandergestellt werden, um das Gleichgewicht besser halten zu können.

Um die biomechanische Messung für die Stellung des Calcaneus im belasteten Zustand durchführen zu können, ist es notwendig, den Patienten auf ein ausreichend hohes Podium zu stellen (Abb. 18.1). Die Augen des Untersuchers sollten sich dabei in gleicher Höhe und möglichst parallel zur hinteren Fersenfläche befinden.

Abb.18.1 Podium (H: 66 cm; L: 110 cm; Standfläche 60 x 60 cm)

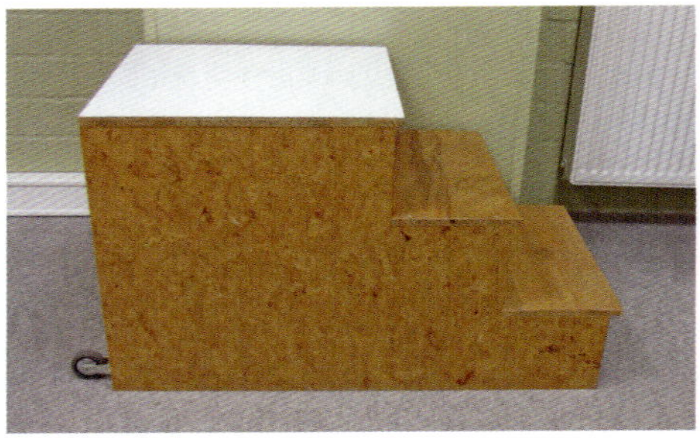

Auf dem Podium nimmt der Patient wieder seine Gangposition (wie oben beschrieben) ein. Falls sich die im unbelasteten Zustand eingezeichneten Mittellinien der Ferse und des Unterschenkels verzerrt darstellen (und dadurch ungenau sein können), müssen sie wieder neu bestimmt werden. Zur wiederholten Einzeichnung der Mittellinie sollte die gleiche Methode wie in Kap. 17 beschrieben angewendet werden.

18.2 Die neutrale Standposition der Ferse

Die neutrale Standposition der Ferse ist das **Winkelverhältnis zwischen Calcaneus und dem Boden.** Für die Messung steht der Patient in seiner Gangposition und das STG befindet sich in Neutralstellung. Ein Weg zum Finden der Neutralstellung des STG ist, dass der Patient seinen Fuß langsam nach innen und außen rollt, während der Untersuchende die Kongruenz (Deckungsgleichheit) des Talonaviculargelenks auf der medialen Seite ertastet.

Eine weitere Methode zur Ermittlung der STG-Neutralstellung kann die Veränderungen der konkaven Linien ober- und unterhalb des lateralen Malleolus verfolgen. Wenn diese Konkavitäten übereinstimmen, befindet sich das STG in Neutralstellung. Diese Stellung des Fußes sollte der Patient halten, während der gleiche Vorgang am gegenüberliegenden Fuß wiederholt wird.

Zur weiteren Kontrolle der neutralen Standposition des Fußes ist die laterale Seite des Vorfußes im Vergleich zur lateralen Seite des Rückfußes anzusehen. Der Vorfuß sollte zum Rückfuß weder extrem abduziert noch adduziert stehen, wie es hinsichtlich einer STG-Pronation oder Supination der Fall wäre.

(Oft steht der Fuß des Patienten in einem Gangwinkel, bei dem die hintere Fläche des Calcaneus von der Frontal-Ebene weiter weggedreht ist.)

Wenn die neutrale Standposition beider Füße erzielt wurde, sollte die Konkavität über und unter den lateralen Malleoli wiederholt kontrolliert werden, um sicher zu sein, dass der Patient nicht in der Zwischenzeit die Fußstellung verändert hat.

Die neutrale Standposition der Ferse ist das Winkelverhältnis zwischen dem Calcaneus in Neutralstellung und dem Boden.

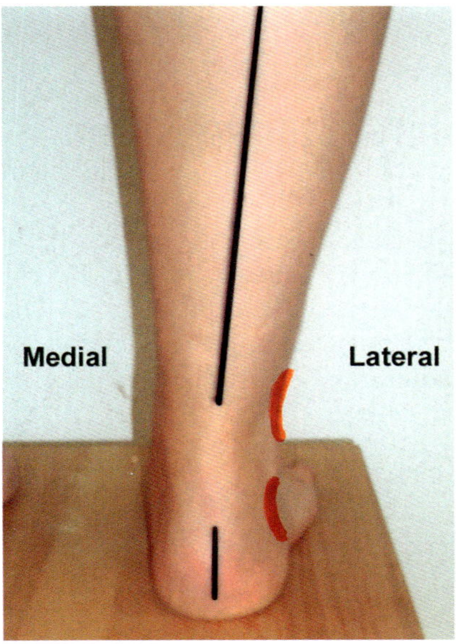

Abb. 18.2 Gleicher konkaver Verlauf der Linien oberhalb und unterhalb des lateralen Malleolus bei der STG-Neutralstellung

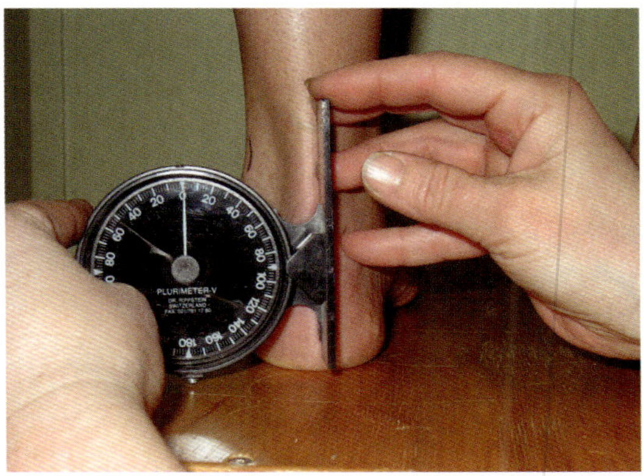

Abb. 18.3 Messung der STG-Neutralstellung mit dem Hydrogoniometer/Plurimeter/Gravitationsgoniometer

Die neutrale Standposition der Ferse wird gemessen, indem ein Arm des Goniometers parallel zur Bodenfläche und der andere Arm des Goniometers parallel zur Mittellinie der Ferse gehalten wird. Alternative Methoden zur Messung bieten sich mit dem Gravitationsgoniometer (Hydrogoniometer) an. Beide messen den Winkel zwischen der Mittellinie der Ferse und der ebenen Bodenfläche (Auflagefläche).

Zur Übung:

Neutralstellung Die neutrale Standposition der Ferse wird gemessen, wenn der Patient in seiner Standposition steht und sich das STG in .... befindet.

7 Normalerweise liegt der Gangwinkel zwischen ....° und ....° ab-
10 duziert von der Fortbewegungslinie.

2,5 Die Gangbreite liegt bei ungefähr .... bis ...... cm.
3,7 Ein größerer Wert der Gangbreite kann – unter anderem – mit einer gestörten Wahrnehmung der Körperstellung (propriozeptiven) oder das Gleichgewicht betreffenden (vestibulären) Funktion verbunden sein.

18.3 Die entspannte Standposition der Ferse

Nach der neutralen ist die entspannte Standposition der Ferse einfach zu ermitteln. Der Patient wird gebeten, von seiner Neutralstellung in die entspannte Fersenstellung zu wechseln. Die entspannte Standposition der Ferse wird in gleicher Weise gemessen wie die neutrale Standposition. Hierfür können die gleichen Instrumente verwendet werden.

18.4 Die Form der Tibia

Die anomale Krümmung der Tibia in der Frontal-Ebene wird bezeichnet als:

- **Varus-Stellung**, bei welcher der distale Bereich der Tibia (weniger der proximale) invertiert verläuft oder

- **Valgus-Stellung**, bei welcher der distale Bereich der Tibia (weniger der proximale) evertiert verläuft.

Die Valgus-Stellung der Tibia ist äußerst selten und wird hier nicht weiter besprochen. Die Bestimmungsverfahren gleichen sich.

Die Tibia-Stellungen werden in der Gangposition des Patienten und in neutraler Standposition der Ferse gemessen.

Falls sich die im unbelasteten Zustand eingezeichnete Mittellinie des Unterschenkels verzerrt darstellt (und dadurch ungenau sein kann), sollte sie wieder neu bestimmt werden.

Zur leichteren Bestimmung der Mittellinie im Stand des Patienten muss sich der Untersuchende direkt (im rechten Winkel) zur hinteren Fläche des Unterschenkels befinden.

Auf die Mitte der hinteren Kniefläche wird ein Markierungspunkt gesetzt. Als Nächstes wird in Höhe der Malleoli ein Mittelpunkt im Bereich des oberen Sprunggelenks gesetzt. Anschließend wird ein Markierungspunkt auf die **imaginäre Linie** gesetzt, welche beide Punkte (am hinteren Knie und am oberen Sprunggelenk) verbindet. Dies erlaubt eine genauere Bestimmung der Mittellinie.

Zur Messung wird ein Arm des Goniometers am Markierungspunkt der imaginären Linie, der andere Arm im rechten Winkel zur Bodenfläche (Standfläche) angelegt.

Alternativ kann ein Gravitationsgoniometer bzw. Plurimeter verwendet werden. Der Winkelwert lässt sich auf der Skala (bequem) ablesen.

Die während der statischen Belastung gefundenen Untersuchungsergebnisse sollten mit anderen Ergebnissen der Fußuntersuchung einen Zusammenhang ergeben. In der Regel stimmen die Werte beider Körperhälften überein.

18.5 Die Ganganalyse

Aufgrund der umfangreichen Bewertungskriterien ist erkennbar, dass eine gute Ganganalyse viel Praxis erfordert. Ebenso wie in der Medizin besteht ein großer Unterschied zwischen „darüber lesen“ und dem wirklichen Tun.

Um die Ganguntersuchung zu erlernen, ist es wichtig, viele Patienten mit erfahrenen Klinikern zu beurteilen. Sie können auf besondere Auffälligkeiten der Untersuchung hinweisen und diese erklären. Wichtig ist es ebenso, für die einzelnen Untersuchungsschritte ein System zu haben.

Zu Beginn einer Ganganalyse versuchen viele Patienten unbewusst, in Gegenwart des Untersuchenden richtig zu gehen. Es ist deshalb unumgänglich, den Patienten für einige Minuten auf und ab gehen zu lassen. Dies gibt ihm die Chance, die Muskulatur langsam zu entspannen und normal zu gehen.

Für die Systematik bei der Ganguntersuchung gibt es den einfachen Weg, im Kopfbereich anzufangen und sich dann zu den Füßen heranzuarbeiten.

Im Kopfbereich sollte danach geschaut werden, ob der Kopf zu einer Seite geneigt ist. Wenn dem so ist, könnte eine Skoliosis, ein neurologisches Defizit – das evtl. die Augenmuskulatur betrifft –, eine degenerative Gelenkerkrankung oder eine neuromuskuläre Erkrankung vorliegen.

Normal ist es, wenn der Kopf aufrecht, in der Mitte des Körpers, weder nach vorn noch zu einer anderen Seite geneigt gehalten wird.

Die Schultern sollen auf einer geraden Ebene liegen. Eine ungleiche Schulterhaltung kann auf eine Skoliosis oder einen funktionellen oder strukturellen Beinlängenunterschied hindeuten.

Bei Becken und Rumpf sollte auf eine symmetrische Drehbewegung geachtet werden. Eine asymmetrische Drehung ist eventuell durch eine unterschiedliche Körperbelastung bedingt, wie man sie bei einer anomalen STG-Pronation in der Abstoßphase des Fußes beobachten kann.

Die Beckenkämme sollen auf gleicher Höhe liegen. Beinlängenunterschiede können ein Grund für eine unterschiedliche Höhe der Beckenkämme sein.

Das Knie soll sich während der Gangabwicklung hauptsächlich in der Sagittal-Ebene bewegen.

Wenn der Femur nach innen dreht, wird das Knie ebenfalls in einer Innendrehung bleiben. Wenn die mediale Oberschenkelmuskulatur angespannt ist, wird das Knie kurz vor dem Fersenkontakt nach innen gedreht.

Das Knie sollte zusammen mit Unter- und Oberschenkel eine gerade Linie bilden.

Ist das Knie in der Frontal-Ebene nach innen geneigt und der distale Unterschenkel im Verhältnis zum Oberschenkel abduziert, spricht man von einem **Genu valgum** (X-Bein).

(Ein Genu valgum kann von einer Coxa vara begleitet sein – einer mehr horizontalen Stellung des femoralen Kopfes und Halses.)

Das Gegenteil des Genu valgum ist das **Genu varum**. Es bezieht sich auf einen Zustand, bei dem der distale Unterschenkel in der Frontal-Ebene adduziert ist.

(Ein Genu varum kann begleitet sein von einer Coxa valga – einer mehr vertikalen Stellung des femoralen Kopfes und Halses.)

Eine Überstreckung (Hyperextension) des Knies wird als **Genu recurvatum** bezeichnet und kann während des Gehens und ebenso im Stand des Patienten bei der biomechanischen Untersuchung unter Belastung deutlich erkannt werden.

(Beim Genu recurvatum ist die Konkavität an den lateralen Malleoli bei Neutralstellung des STG von der Vorderseite zu sehen.)

Da die Tibia und das obere Sprunggelenk einen engen Bezug zueinander haben, wird jede Änderung der vertikalen Ausrichtung (valgus oder varus) der Tibia das STG beeinflussen.

Die anomale Beeinflussung des STG wird sich dann auf den ganzen Fuß auswirken (siehe dazu auch die Kapitel über das STG).

Kurz bevor die Zehen vom Boden abheben, ist festzustellen, ob eine abduzierende Vorfußbewegung (engl.: abductory twist) vorkommt. Sie ist meist verbunden mit eingeschränkter Dorsalextension des oberen Sprunggelenks bzw. „Equinus-Problemen". Ebenso kann ein Vorfuß valgus dies vortäuschen, wenn der Fuß kurz vor dem Abheben der Zehen plötzlich proniert und die Tibia invertiert.

Der laterale Rand des Vorfußes wird abduziert zum Rückfuß stehen, wenn das Chopart-Gelenk proniert ist. Umgekehrt ist das Chopart-Gelenk supiniert, wenn die laterale Seite des Vorfußes adduziert zum Rückfuß steht. Dies ergibt dann eine C-förmige Form der lateralen Fußseite.

Das Chopart-Gelenk sollte auch wegen einer möglichen Luxation in der Sagittal-Ebene betrachtet werden. Dies geschieht durch eine anomale STG-Pronation am Ende der

Standphase und während der Propulsionsphase (Letztere ist die Phase, in welcher der Körper nach vorn bewegt/beschleunigt wird). Für das Auge sichtbar scheint der Rückfuß über den Vorfuß zu knicken, weil die Stabilität des Fußes (als stabiler Hebel für den Abstoß des Fußes vom Boden) verloren gegangen ist.

Wenn der Patient in der gegangenen Wegstrecke wieder auf den Untersuchenden zugeht, ist auch auf die Zehenfunktion während der Abstoßphase des Fußes vom Boden zu achten.

Wenn die Zehen gegen den Boden drücken, ist dies ein Zeichen für die Stabilität des Metatarsophalangeal-Gelenks. Der Gang ist propulsiv. Eine Möglichkeit, den Aufdruck der Zehen gegen den Boden zu beurteilen, ist das kurzzeitige Weißwerden der Zehen während der Propulsionsphase. Wenn dies eintritt, ist es als gutes Zeichen für einen propulsiven Gang zu werten.

Beim Fersenkontakt des Fußes sollten das STG und der Unterschenkel zusammen betrachtet werden, um die Fähigkeit zur Schockabsorption (des Körpers) beurteilen zu können. (Die Schockabsorption bei Fersenkontakt mit dem Boden wird ermöglicht durch die Pronation des STG.)

Zur Übung:

gleich

Während der Gangabwicklung bleibt die Höhe der Beckenkämme gewöhnlich ....

Bei der Ganguntersuchung sollte die Stellung und Bewegung der Ferse (STG) während der Kontakt-, Stand- und der Abstoßphase vom Boden sorgfältig verfolgt werden.

Calcaneus

Die Bewegung des .... in der Frontal-Ebene wird als Kennzeichen für die STG-Bewegung verwendet.

symmetrische

Becken und Rumpf zeigen während der Gangabwicklung eine .... Drehbewegung.

entspannte Standposition der Ferse

Das Winkelverhältnis zwischen Calcaneus und der ebenen Bodenfläche wird – wenn der Patient entspannt in seiner Gangposition steht – als .... bezeichnet.

neutrale

Zur Messung der Varus-Stellung der Tibia sollte der Untersuchende den Patienten in die Gangposition und .... Standposition der Ferse bringen.

Die entspannte Standposition der Ferse wird in der .... des Patienten und dem STG in .... Stellung gemessen. *Gangposition entspannter*

Ein Genu valgum (X-Bein) beschreibt einen Zustand, in dem die Knie in der ....Ebene nach innen geneigt sind. *Frontal-*

Bevor das STG am Ende der Standphase seine Neutralstellung erreicht, steht es in einer .... Stellung. *pronierten*

Während der Abstoßphase (Propulsionsphase) vom Boden (nachdem das STG seine Neutralstellung verlassen hat) befindet sich das STG bis zum Abheben der Zehen in .... Stellung. *supinierter*

Das Kennzeichen für die STG-Bewegung in der Frontal-Ebene ist die Bewegung des .... *Calcaneus*

Wenn der Calcaneus evertiert, ... das STG. *proniert*
Wenn der Calcaneus invertiert, ... das STG. *supiniert*

Eine C-förmige laterale Seite des Vorfußes ist zu sehen bei einem .... Chopart-Gelenk. *supinierten*

Umgekehrt erscheint bei einer Chopart-Gelenk-Pronation die laterale Seite des Vorfußes im Vergleich zum Rückfuß .... *abduziert*

Eine Luxation in der Sagittal-Ebene während der Propulsionsphase deutet auf eine anomale STG-................ hin. *Pronation*

Wenn kein Weißwerden der Zehen in der Propulsionsphase zu sehen ist, kann dies als .... Gang beurteilt werden. *apropulsiver*

Tabelle 18.1 **Vergleich der klinischen Untersuchung mit der Gangbildanalyse** (Was finde ich wieder?)

Klinische Untersuchung	**Gangbildanalyse**
Eingeschränkte Dorsalextension im Talocruralgelenk (oberen Sprunggelenk)	abduzierende Drehung des Vorfußes zu viele sichtbare, von der Ganglinie abweichende Zehen zu frühe Fersenanhebung zu kurze Schrittlänge
Stellung des Subtalar-Gelenks (STG)	Fersenkontakt Standphase Abstoß
Vorfuß-Rückfuß-Verhältnis (Chopart-Gelenk)	Zehenabstoß
Eingeschränkte Dorsalextension des Hallux	abduzierende Drehung des Vorfußes Vorfußbelastung/Vorfußstellung
Malleolartorsion	Gangwinkel des Fußes
Beinlänge	unterschiedliche Schulterhöhe Hüftstellung Kopfhaltung
Entspannte Fersenstellung	Fersenstellung in der frühen und späten Fußbelastungsphase
Neutralstellung der Ferse	Fersenanhebung
Tibia-Stellung	Fersenkontakt Fersenanhebung

Fragen

1. Um die biomechanischen Messungen unter Belastung des Fußes durchzuführen, kann die im entlasteten Zustand des Fußes eingezeichnete Fersenmittellinie so lange genutzt werden, wie die Füße in Gangposition des Patienten stehen.
a. richtig
b. falsch

2. Wenn sich die konkaven Konturen über und unter dem lateralen Malleolus gleich darstellen, ist das:
a. Chopart-Gelenk maximal proniert
b. Chopart-Gelenk maximal supiniert
c. STG maximal proniert
d. STG in Neutralstellung
e. STG maximal supiniert

3. Was wird in der Gangposition des Fußes gemessen?
a. die Neutralstellung des STG
b. die entspannte Fersenstellung
c. die Varus-Stellung der Tibia
d. a + b
e. a + b + c

4. Der normale Gangwinkel liegt zwischen .....° und .....° abduziert von der Mitte der Fortbewegungslinie.
a. 4; 7
b. 7; 10
c. 10; 13
d. 13; 16
e. 16; 19

5. Bevor eine Ganguntersuchung des Patienten vorgenommen wird, sollte er davor einige Minuten gegangen sein, um die Muskulatur zu lockern.
a. richtig
b. falsch

6. Eine plötzliche Innendrehung des Knies kurz vor dem Fersenkontakt kann hindeuten auf:
a. einen angespannten M. quadriceps
b. eine angespannte mediale Oberschenkelmuskulatur
c. einen angespannten M. gastrocnemius
d. einen angespannten M. soleus
d. keiner der oben genannten Muskeln ist korrekt

7. Eine Varus-Stellung der Tibia wird gemessen bei:
a. neutraler Standposition der Ferse
b. entspannter Stellung der Ferse
c. Neutralstellung des STG
d. natürlicher Stellung des Rückfußes
e. orthopädischer Rückfußstellung

8. Das Weißwerden der Zehen während der Gangabwicklung ist ein Zeichen für einen propulsiven Gang:
a. richtig
b. falsch

9. Wenn die Knie in der Frontal-Ebene nach innen geneigt und die Unterschenkel in Bezug zum Oberschenkel abduziert stehen, spricht man von:
a. Malleolartorsion nach außen
b. Malleolartorsion nach innen
c. Genu recurvatum
d. Genu varum
e. Genu valgum

10. Bei einem Genu recurvatum sind die Konturen der lateralen Malleoli von vorn (anterior) zu sehen:
a. richtig
b. falsch

Lösungen

1.	2.	3.	4.	5.	6.	7.	8.	9.	10.
b	d	e	b	a	b	a	a	e	a

19 Untersuchung und Auswirkung der Beinlängenunterschiede

Beinlängendifferenzen üben einen nicht zu unterschätzenden Einfluss auf die Belastung des Fußes und seiner Gelenke aus.

Es wird hauptsächlich unterschieden zwischen dem:

1) funktionellen und
2) strukturellen (anatomischen) Beinlängenunterschied.

Es ist möglich, dass nicht nur eine, sondern beide Varianten gemeinsam vorkommen.

19.1 Der funktionelle Beinlängenunterschied

Ein funktioneller Beinlängenunterschied besteht, wenn ein Muskelzug den Beinlängenunterschied bewirkt oder die Fußstellung durch Pronation bzw. Supination des Fußes eine Beckenneigung bzw. -hebung hervorruft.

Eine funktionelle Beinlängenverkürzung durch Pronation eines Fußes stellt den Hüftkamm (Crista iliaca) auf der pronierten Seite niedriger. Wenn dann das STG des proniert stehenden Fußes in Neutralstellung gebracht wird, steht der Hüftkamm wieder waagerecht. Umgekehrt bewirkt die Supination des Fußes eine Beinverlängerung, die den Hüftkamm auf der supinierten Seite höher stellt.

19.2 Der strukturelle Beinlängenunterschied

Ein strukturell bedingter Beinlängenunterschied bezieht sich auf die unterschiedliche Länge der Ober- bzw. Unterschenkelknochen des Beines, die den Schiefstand des Beckens bewirken. Er kann angeboren (genetisch) oder entwicklungsbedingt (etwa durch Belastungsunterschiede) erworben sein. Zu den erworbenen Ursachen zählen auch Beinbrüche, deren Knochenfragmente überlappend zusammengewachsen sind, oder eine abgeheilte Osteomyelitis.

Hauptsächlich stehen für den strukturellen Beinlängenunterschied allerdings genetisch bedingte Ursachen im Vordergrund.

Bei Kindern ist es nicht immer vorhersehbar, ob sich ein genetisch bedingter Beinlängenunterschied auswächst. Im frühen Kindesalter sind diesbezüglich chirurgische Eingriffe unbefriedigend gewesen. Verantwortlich kann dafür sein, dass das Wachstum bei Kindern grundsätzlich nicht in einem konstanten Zeitrahmen verläuft und ebenso nicht abrupt endet. Außerdem kommen bei Kindern unterschiedliche Wachstumsschübe zwischen dem linken und dem rechten Bein vor. Diese Differenz kann innerhalb eines Zeitraums von 6–12 Wochen zirka 2–4 mm betragen. Die Wachstumsphase ist im Allgemeinen bei Mädchen mit zirka 14 Jahren und bei Jungen mit zirka 16 Jahren abgeschlossen [(1)].

Zur (nicht wissenschaftlich gesicherten) Unterscheidung eines geringen strukturellen oder funktionellen Beinlängenunterschieds kann die Stellung des STG dienen:

- Eine ungleiche Beinlänge, die sich durch Neutralstellung des STG verbessert, kann auf einen funktionellen Beinlängenunterschied hindeuten.
- Ein in der entspannten ebenso wie in der Neutralstellung des STG vorhandener Beinlängenunterschied kann eine strukturelle Ursache haben. Er lässt sich durch Anheben der Ferse ausgleichen.

Der Verdacht auf einen Beinlängenunterschied muss grundsätzlich ärztlich abgeklärt werden. Die hier aufgeführten Untersuchungsschritte dienen allein der prophylaktischen Betreuung des Patienten. Sie beziehen sich auf Maßnahmen, bei der Irrtümer nicht ausgeschlossen, aber für den Patienten zur Abklärung des Verdachts wertvoll sind.

19.3 Auswirkungen der Beinlängendifferenz

Durch Belastung des Körpers entsteht eine mechanische Beanspruchung des Gewebes (Stress). Mit der Überlastung können Schäden auf der Haut (beispielsweise Hyperkeratosen) oder Deformitäten der Gelenke verbunden sein.

Ein Körper in ständiger Fehlhaltung übt erhöhten Stress auf das Gewebe aus und führt zu Überlastungsschäden. Die Auswirkung dieses Stresses – physikalisch betrachtet – kann zunehmen:

a) wenn eine größere Kraft (Gewicht) auf die Körperfläche trifft (= Verhältnis von Kraft/Fläche)
b) wenn die gleiche Kraft auf eine kleinere Fläche einwirkt (= Reizverstärkung)
c) oder die Zeit zu kurz ist, um die Krafteinwirkung (Reiz) durch Reaktion des Körpers zu kompensieren (etwa Missverhältnis zu physiologischen Vorgängen in der Haut).

Die Belastungsgröße selbst wird durch das Körpergewicht, die Muskelaktivität oder Umwelteinflüsse bestimmt.

Bei der Krafteinwirkung unter a) und b) verändert der Beinlängenunterschied die Belastung innerhalb der Gelenkfläche, die keine Kongruität (Deckungsgleichheit) innerhalb des Gelenks mehr garantiert. Durch das strukturelle Ungleichgewicht verändert sich der Muskelzug am Gelenk und ebenso der Zug der stabilisierenden Bänder. Er vergrößert zum einen die Kompression innerhalb der betreffenden Gelenkfläche und zum anderen entsteht eine höhere Zugbelastung der Sehnen und Bänder am Gelenk. Ein Beispiel hierfür ist die Varus- (O-) oder Valgus- (X-) Stellung des Beines. Aus diesen Fehlbelastungen allein lassen sich jedoch nicht für alle Menschen Überlastungsschäden im Hüft- oder Kniegelenk herleiten.

Die unter c) einwirkende Kraft bezieht sich schwerpunktmäßig auf die Haut. Sie zeigt durch Rötung und Schmerz eine erste sichtbare Reaktion auf einen äußerlich einwirkenden Reiz. Die Zellproliferation in der Basalschicht nimmt zu, wodurch die Verhornung entsteht. Der Umfang der Hyperkeratose entspricht der Fehlbelastungs-/Überlastungsfläche. Für den Fuß sind hauptsächlich der plantare Vorfuß, Exostosen (z. B. Hallux valgus) und Zehenfehlstellungen betroffen (= Prädispositionen).

Durch die Belastung des Fußes kann sich das unter der Schwiele (Hyperkeratose) liegende Gewebe im Sinne der Abwehrreaktion des Körpers durch eine autolytische Gewebsreaktion entzünden. Die Deckelfunktion der Verhornung verhindert den Abfluss der serösen Flüssigkeit und kann zur Vergrößerung des Gewebsdefektes führen. Besonders kritisch wird diese Reaktion bei abwehrgeschwächten Menschen mit Heilungsverzögerung des Gewebes.

Um dem Risiko für Fehlbelastungen des Fußes und Entzündungsreaktionen unter Hyperkeratosen vorzubeugen, sollten auch Beinlängendifferenzen einbezogen werden (Abb. 19.1 und 19.2).

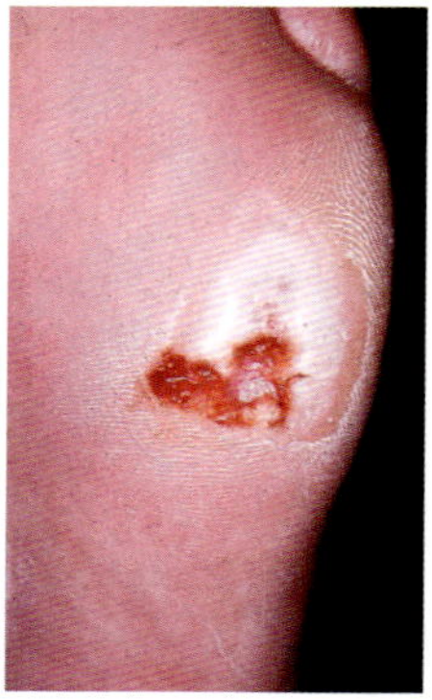

Abb. 19.1 Zustand nach entfernter Hyperkeratose (Schwiele) unter dem 5. Metatarsalkopf des linken Fußes. Darunter Mazeration des Gewebes mit erheblichem Gewebsdefekt.

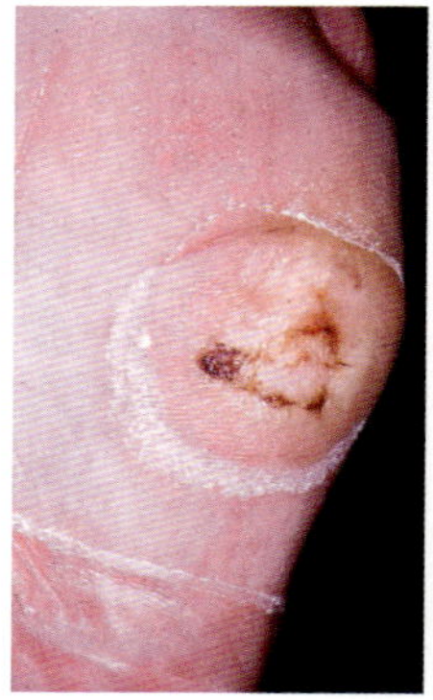

Abb. 19.2 Gleiche Stelle unter dem 5. Metatarsalkopf des linken Fußes. Zustand nach 8 Tagen regelmäßiger Wundversorgung mit diffundierendem Verbandmull und Entlastung.

19.4 Bewegung des STG

Die Pronation des Fußes – unter Mitbeteiligung des STG – kann einen strukturellen Ausgleich des vorhandenen Beinlängenunterschieds schaffen. Hierbei proniert das längere Bein, um sich dem kürzeren Bein anzupassen und die Beckenneigung auszugleichen.

Je nach Ausprägung der Pronation während der Gangabwicklung können Überlastungsschäden verursacht werden.

Die STG-Pronation bewirkt eine Schockabsorption (Stoßabsorption) für den Körper während der Standphase des Fußes bei der Gangabwicklung.

Wenn das STG in der Kontaktphase des Fußes aber bereits proniert ist, entsteht eine unkontrollierte Schockabsorption, die den Körper einer höheren Belastung aussetzt. Folglich entsteht ein größerer mechanischer Stress am längeren Bein, wenn während der Gangabwicklung die Pronation bestehen bleibt. Sie wird als Entstehungsursache für die Überlastung der Gelenke und der Muskulatur des Unterschenkels angesehen. Darüber hinaus kann eine nicht übereinstimmende Koordination zwischen STG-Pronation und Drehung der Tibia die Scherkräfte im Kniegelenk vergrößern.

Bei Sportlern kommen Beinlängenunterschiede eine größere Bedeutung zu, wenn – insbesondere bei Läufern – Geschwindigkeiten über den Grad des normalen Gehens hinaus auftreten.

Das Verhältnis zwischen der Belastung und Kraftverteilung auf einer Gelenkfläche liegt dann höher im Vergleich zum normalen Gang. Die Beschwerden treten auf, weil mehr Belastung auf dem längeren Bein ruht. Es treten mehr Stressfrakturen, Rücken- und Unterschenkelbeschwerden, Hüftschmerzen oder Bandscheibenprobleme auf als bei Menschen ohne Beinlängenunterschied [2].

19.5 Äußere Anzeichen für einen Beinlängenunterschied

Die Wirbelsäule, das Becken und die unteren Extremitäten sind grundsätzlich an der Kompensation des Beinlängenausgleichs mitbeteiligt.

Wenn die 26 Knochen des Fußes während der Belastung eine intertarsale Gelenkstabilität (siehe Kap. 5) besitzen, kann sich – wie bei der Hebelwirkung – der vom Fuß ausgehende Einfluss auf entfernter liegende Körperbereiche verstärken. Eine relativ geringe Kraft kann dadurch größere Auswirkung auf kleinere Abweichungen ausüben.

Anzeichen eines möglichen Beinlängenunterschieds während der Gangabwicklung

Bei der normalen (entspannten) Gangabwicklung steht der Fuß des kürzeren Beins während der Kontakt- und Anpassungsphase bei der Gangabwicklung relativ supiniert. Der Fuß des längeren Beins proniert und wird dadurch mehr belastet.

Wenn der Fuß auf der kürzeren Seite aufsetzt, entsteht durch

Supination ein kompensatorischer Ausgleich mit dem pronierten Fuß des längeren Beines.

Mögliche Anzeichen bei der Betrachtung des Patienten im Stand
In lockerer Haltung und auf gleicher Höhe stehenden Füßen (weder ein Fuß vor- oder zurückgesetzt) ist zu erkennen, ob:
- die Hüfte auf der einen Seite niedriger steht als auf der anderen
- der Saum eines Hosenbeins auf einer Seite tiefer liegt als auf der anderen
- im Stand das Knie auf einer Seite des Patienten leicht gebeugt ist
- die Schulter schief gehalten wird
- ein Fuß mehr proniert steht als der gegenüberliegende
- die Füße – von der Mittellinie des Körpers aus gesehen – eine unterschiedliche Winkelstellung aufweisen (= Kompensation durch Pronation/Supination des Fußes)
- eine seitliche Verbiegung der Wirbelsäule (Skoliose) besteht [3].

19.6 Visuelle Beurteilung in Rückenlage des Patienten

Als Hilfsmittel dient die Kennzeichnung der medialen Malleolen-Mittelpunkte mit einem Filzstift. Anschließend werden beide Beine des Patienten im Liegen angewinkelt und anschließend wieder gestreckt. Beurteilt wird danach die Lage der Malleolen-Mittelpunkte. Bei unterschiedlichen Beinlängen stehen sich die Mittelpunkte nicht mehr gegenüber.

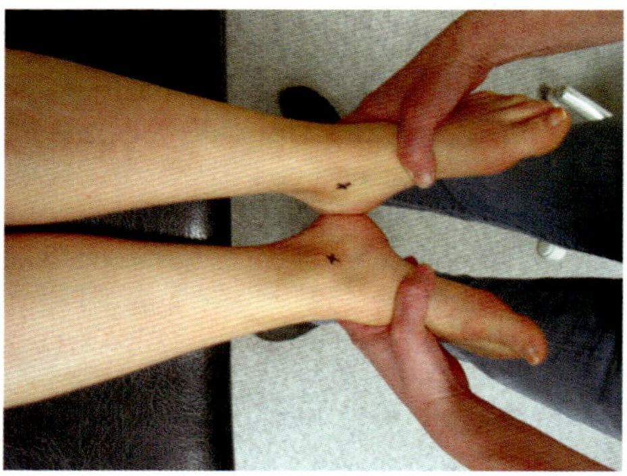

Abb. 19.3
Die gekennzeichneten Malleolen-Mittelpunkte stehen sich bei ungleicher Beinlänge nicht mehr gegenüber

Eine strukturell bedingte Beinverkürzung lässt sich mit angewinkelten Knien danach beurteilen, welcher Femur (Oberschenkel) und welche Tibia (Unterschenkel) länger bzw. kürzer sind.

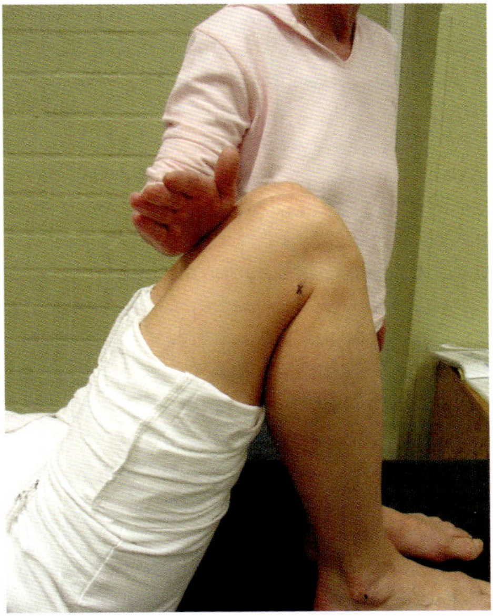

Abb. 19.4 Visuelle Beurteilung des Oberschenkel-Längenunterschieds. Bei paralleler Fußstellung schiebt sich der rechte **Oberschenkel** vor und deutet damit seine größere Länge an.

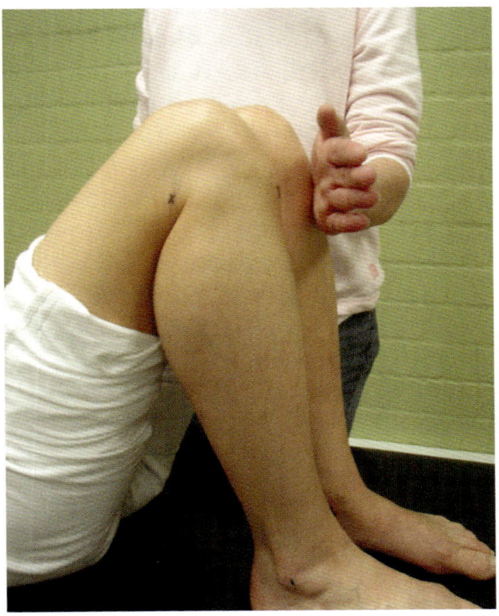

Abb. 19.5 Visuelle Beurteilung des Unterschenkel-Längenunterschieds. Bei paralleler Fußstellung steht der rechte **Unterschenkel** höher und zeigt damit seine größere Länge an.

19.7 Kompensation während der Gangabwicklung

Beim typischen Gangbild eines Menschen mit Beinlängenunterschied kippt das Becken zum kürzeren Bein hin ab und hebt sich zum längeren Bein hin an. Hierdurch kommt auch der Gewichtsverteilung des Körpers eine besondere Bedeutung zu. Das Körpergewicht verlagert sich mehr auf die Seite des längeren Beins.

Viele Menschen kompensieren einen Beinlängenunterschied während der Gangabwicklung, indem sie beim kürzeren Bein mehr auf den Zehen gehen und/oder auf der längeren Beinseite das Knie beugen. Es entsteht hierdurch – verglichen mit der Schwerkraftverteilung des Körpers – eine mehr vertikale Bewegung des Beckens. Sie erfordert mehr Energie für die Muskulatur und führt zu einem weniger energieeffizienten Gang. Unter Umständen kann eine exzessive Auf- und Niederbewegung des Beckens sehr auffällig sein, da sonst mit dem voranschreitenden Bein eine leichte Beckendrehung verbunden ist.

In der Regel kompensieren auch Kinder einen Beinlängenunterschied gewöhnlich dadurch, dass sie an der kürzeren Beinseite auf den Zehen gehen. Dies hat zur Folge, dass hierdurch die Stimulation für das Wachstum der Unterschenkelmuskulatur verringert wird. Auf Dauer entsteht eine Kontraktur der Muskulatur, die später eventuell einer operativen Längenkorrektur der Sehne und/oder Streckung der Muskulatur bedarf.

In einigen Fällen reicht die beschriebene Art der Kompensation nicht aus und kann eine zweite oder sogar dritte notwendig machen.

Es sind hierzu drei Kompensationsformen des Beckens möglich.

Typ 1

Das Kreuzbein folgt der Beckenneigung (etwa zur kurzen Beinseite hin) und ebenso die Skoliose (seitliche Verbiegung) des Lendenwirbels zur kurzen Seite hin.

Typ 2

Das Becken versucht, die Auswirkung des Beinlängenunterschieds zu überwinden und kippt zur längeren Beinseite. Hier steht das Becken nahezu waagerecht. Gewöhnlich fehlt hier die Skoliose des Lendenwirbels, die normalerweise zur kürzeren Beinseite hin vorhanden wäre.

Typ 3
Das Becken ist zur längeren Beinseite geneigt und die Kurve des Lendenwirbels neigt sich konvex zur längeren Beinseite. Dies kann das Ergebnis eines Muskelspasmus oder einer Muskelkontraktur sein. Grundsätzlich zielt die Kompensation des Körpers bei einem Beinlängenunterschied darauf ab, möglichst funktionell das längere Bein zu verkürzen und ebenso funktionell das kürzere Bein zu verlängern. Das Becken soll auf eine Ebene gebracht werden, um den Schwerpunkt des Körpers wieder zu zentrieren.

19.8 Bewertung der Beinlängenunterschiede

Nach Ansicht vieler Autoren ist es akzeptabel, dass normalerweise keine Korrektur eines Beinlängenunterschieds innerhalb der Werte von 5–10 mm notwendig ist.

Für den Körper ist ein Beinlängenunterschied, der im Allgemeinen bei zirka 95 % der Bevölkerung vorkommt, biomechanisch bedeutsam, wenn Überlastungen der Gewebe oder Verletzungen der Gelenke auftreten.

Sie werden zusätzlich von Interaktionen extrinsischer (äußerlicher) sowie intrinsischer (innerer) Faktoren begleitet.

Intrinsische Faktoren setzen sich aus Instabilitäten, dem mineralischen Knochenstatus und physiologischen Zustand (wie Alter) des Körpers zusammen. Extrinsische Faktoren beziehen sich u. a. auf die Trainingsart, Geländeeigenschaften und den getragenen Schuhtyp, insbesondere bei Sportlern.

Es besteht deshalb die Notwendigkeit für eine genaue Diagnose und wirkungsvolle, individuelle Behandlung. Der Beinlängenunterschied ist zwar nicht lebensbedrohlich, er kann jedoch auf Dauer zu Schmerzen oder Behinderungen durch Entzündungsreaktionen führen.

Es wird angenommen, dass der Prozentsatz zu behandelnder Beinlängenunterschiede bei der Bevölkerung zwischen 60 % und 90 % liegt. Hierbei überwiegen anatomische, weniger funktionelle Ursachen.

In Untersuchungen wurde auch festgestellt, dass es keine Zusammenhänge zwischen dem Beinlängenunterschied und der

Körpergröße gab. Überdies war das rechte Bein meist länger als das linke. Es wurde auch die Tendenz beobachtet, dass ein Beinlängenunterschied zu mehr Problemen führte, wenn das rechte Bein kürzer war als das linke. In diesem speziellen Fall wurde das rechte Bein weniger belastet. Der Anteil der durch Verletzung, neurologisch bedingte oder durch Infektion entstandenen Asymmetrien lag nur zwischen 14–17 % der Fälle.

In der Minderheit befanden sich die Patienten, bei denen das Missverhältnis der Beinlängen durch die Pronation/Supination des Fußes (STG) bedingt waren.

Fragen

1. Bei den Ursachen der Beinlängendifferenzen wird unterschieden zwischen den:
a. strukturellen Ursachen
b. funktionellen Ursachen
c. unterschiedlichen Belastungen des Fußes
d. a + b
e. b + c

2. Die Pronation bzw. Supination des Fußes kann die Beinlängen beeinflussen.
a. richtig
b. falsch

3. Die Beinlängenunterschiede können durch den unterschiedlichen Zug der entsprechenden Muskulatur beeinflusst werden. Diese Aussage:
a. ist unzutreffend, weil die Muskulatur nur für die Bewegung der Gelenke verantwortlich ist
b. betrifft nicht den eigentlichen Einfluss auf die Beinlängenunterschiede
c. ist falsch, weil nur die stabilisierenden Bänder Zug ausüben können
d. ist richtig
e. a + b

4. Die Stellung des STG hat keinen Einfluss auf die Beinlänge.
a. falsch
b. richtig

5. Für den Beinlängenunterschied bei einem Patienten:
a. reicht der Befund des Podologen aus
b. ist nur die Dokumentation notwendig
c. muss zusätzlich eine ärztliche Untersuchung erfolgen
d. sind die beschriebenen Untersuchungen maßgebend
e. a + d

6. Die äußeren Anzeichen eines Beinlängenunterschieds:
a. sind grundsätzlich nicht wahrnehmbar
b. lassen sich nur durch Röntgenuntersuchung feststellen
c. lassen sich u. a. an der Hüftstellung erkennen
d. sind evtl. an der Fußstellung erkennbar
e. c + d

7. Eine strukturell bedingte Verkürzung des Beines:
a. ist grundsätzlich nach Verletzungen festzustellen
b. ist in Rückenlage des Patienten durch Vergleich der angewinkelten Beine feststellbar
c. ist optisch nicht wahrnehmbar
d. a + c
e. keine der Aussagen ist richtig

8. Bei der Gangabwicklung kompensieren einige Patienten den Beinlängenunterschied durch den Gang auf Zehenspitzen.
a. richtig
b. falsch

9. Die Kurve des Lendenwirbels kann sich bei einem Beinlängenunterschied konvex verformen:
a. zur kürzeren Seite hin
b. zur längeren Seite hin
c. es ist keine Verformung vorhanden
d. das Becken steht grundsätzlich auf einer Ebene
e. die Wirbelsäule besitzt bei einer Beinlängenverkürzung grundsätzlich eine konkave Form

10. Der Prozentsatz zu behandelnder Beinlängenunterschiede liegt bei der Bevölkerung:
a. zwischen 20 % und 30 %
a. zwischen 30 % und 40 %
b. zwischen 50 % und 60 %
c. zwischen 60 % und 80 %
d. zwischen 60 % und 90 %

Lösungen

1.	2.	3.	4.	5.	6.	7.	8.	9.	10.
d	a	d	a	c	e	b	a	a	d

Literaturhinweise:
(1) S. Coleman: Limb Length Discrepancy, Pediatric Orthopaedics 1978; 2/850-880
(2) S.T. McCaw, Leg Length Inequality: Implications for Running Injury Prevention, Sports Med. Dec. 1992 14(6)/422-429
(3) M.R.C. Chambers, Running on Leg Length Discrepancy, Athletes World 1983, 6/55-58; ders.: Leg length inequality: types, aetiologies, pathomechanics, values and incidence, Journal of British Podiatric Medicine 1996; 51(5)/74-80

20 Biomechanik und Diabetes

Die podologische Biomechanik beschäftigt sich mit den Grundsätzen der Mechanik des Fußes. Sie kann zwar die Ursachen des Diabetes nicht beeinflussen, aber die Auswirkung der Erkrankung auf den Fuß beschreiben.

Die mechanischen Auswirkungen auf den Fuß betreffen die Stressbelastungen des Gewebes durch Kompression sowie die Zug- und Scherkräfte. Sie gelten bei Spätfolgen des Diabetes – dem Diabetischen Fußsyndrom (DFS) – als Ursache für die Entstehung der Fuß-Ulcera.

Durch Überlastung bestimmter Bereiche des Vor- und/oder Rückfußes bilden sich Hyperkeratosen (Callositas und Clavi) auf der Haut. Sie bilden letztendlich Druckulcera, wenn die oft massiv gebildete Verhornung nicht rechtzeitig entfernt wurde.

Die Gefahr einer Ulcus-Bildung durch Überlastung liegt für an (sensomotorischer) Neuropathie erkrankten Patienten besonders hoch. Das Warnsignal „Schmerz“ wird in seiner Intensität – bedingt durch unterschiedliche Stadien der Erkrankung – entweder übermäßig stark, vermindert oder gar nicht mehr wahrgenommen.

Solange Schmerzen empfunden werden, besteht die Möglichkeit der prophylaktischen Betreuung des Patienten. Wenn eine durch Fehlbelastung entstehende Hyperkeratose hinauszuzögern oder zu vermeiden ist, kann dies als vorbeugende Maßnahme gegen die Ulcus-Bildung (beispielsweise Malum perforans) eingesetzt werden.

Im fortgeschrittenen Stadium der sensomotorischen Neuropathie entstehen Fußdeformitäten und Knochenveränderungen als Folge der eingeschränkten Bewegungen des Fußes (etwa Charcot-Fuß). Danach ist – von chirurgischen Eingriffen abgesehen – meist nur noch der adaptierte „Diabetes-Schuh" oder der „Zwei-Schalen-Cast“ zur Entlastung des Fußes möglich. Diese Hilfsmittel sollen die unbedingt notwendigen sozialen Anbindungen des Patienten ermöglichen. Zur Dauerbelastung des Fußes sind sie nicht vorgesehen. Für eine Ulcus-Behandlung in diesem Stadium der Erkrankung sind zusätzlich Gehstützen oder ein Rollstuhl zur Entlastung des Fußes notwendig. Die konsequente Abheilung eines durch Neuropathie entstandenen Ulcus verlangt Bettruhe.

Da der nicht betroffene Fuß meist mehr belastet wird, ist ebenfalls seine regelmäßige Kontrolle notwendig.

Bei der Mischform der Neuropathie, dem neuropathisch-ischämischen Fuß, ist die Hornhautbildung weniger ausgeprägt als bei der isolierten Form der sensomotorischen Neuropathie. Meist gänzlich oder stark verringert ist die Verhornung bei der allein arteriell bedingten Folgeerkrankung des Diabetes, der Arteriopathie, am Fuß. Die Erkrankung benötigt zwar auch entlastende Maßnahmen für den Fuß, jedoch in erster Linie die zur Abheilung eines Ulcus notwendige Wiederherstellung der Durchblutungssituation. Für die Arteriopathie beziehen sich deshalb die Möglichkeiten der Biomechanik weniger auf die Vorbeugung (prophylaktische Betreuung) als auf die Entlastung.

Solange keine Spätfolgen des Diabetes aufgetreten sind, liegt ein positiver Effekt – auch auf die Erkrankung selbst – in der allgemeinen Bewegung und dem Muskelaufbau des Beines und Fußes. Es erfordert ein erhebliches Maß an Bereitschaft zur Mitarbeit (Compliance), zu der der Patient immer wieder ermuntert werden muss.

Solange noch keine Anzeichen sensomotorischer Neuropathie an den Füßen feststellbar ist, sollten Überlastungen gegen strukturell bedingte Fehlbelastungen am Fuß durch (funktionelle) Orthosen ausgeglichen werden. Einfache orthopädische Einlagen sind hierzu nicht geeignet, weil sie lediglich nach dem Stützprinzip gefertigt sind. Die Verteilung/der Ausgleich der auf den Fuß einwirkenden Kräfte/Gewichte muss bei den unterschiedlichen strukturell bedingten Fußanomalien (Vorfuß varus, valgus; Rückfuß varus, valgus ...) im Vordergrund stehen.

Je nach Ausprägung der Anomalien – ob strukturell oder durch pronierend wirkende Einflüsse auf den Fuß bedingt – sind Maßnahmen möglich, die eine ständige Fehlbelastung des Fußes einschränken oder verhindern. Einer vorzeitigen Ulcus-Entstehung kann vorgebeugt werden. Sie spart Kosten für die medizinische Nachversorgung. Dem Patienten wird durch die erhaltene Mobilität für einen längeren Zeitraum mehr Lebensqualität ermöglicht.

Die Fehlbelastung des Fußes – allein durch anomale Pronation des unteren Sprunggelenks/STG während der Belastungsphase des Fußes – kann Prädispositionen für ein Fuß-Ulcus schaffen durch:

- einen hypermobilen 1. Strahl, der zu einem hypermobilen 1. Großzehengrundgelenk und in der Folge zu einem Hallux abducto valgus führt
- die Entstehung eines Hallux limitus/Hallux rigidus, ebenfalls durch die Hypermobilität des 1. Strahls
- eine Adduktovarus-Kontraktur der 4. und 5. Kleinzehe mit Bildung von Hyperkeratosen/Clavi
- Überlastung der lateralen Seite des 5. Kleinzehen-Grundgelenks (Bildung eines „Schneiderballens")
- Überlastung des Vorfußes

Die Auswirkungen strukturell bedingter Fehlbelastungen des Fußes sind in der Tabelle 20.1 auf den nachfolgenden Seiten aufgelistet. Erklärungen hierzu finden sich in den Kapiteln dieses Buches.

Das Thema Diabetes wird für den podologischen Bereich ausführlich in der „Theorie der medizinischen Fußbehandlung", Band 2, behandelt.

Tabelle 20.1: Mögliche Symptome strukturell bedingter Anomalien des Fußes

Anomalie	Hyperkeratose (Callositas)	Fehlstellungen	Schmerz
Rückfuß varus	pl. 2.; 4.+ 5. MTK	Hv; Dig.m.add.varus 4. + 5. Digitus quintus varus („Schneiderballen")	
Rückfuß valgus	pl. 2. MTK	Hv	mediales Längsgewölb
Vorfuß varus	pl. 2.: 4./5. MTK	Hv; Dig.m.add.varus 4. + 5. Digitus quintus varus („Schneiderballen")	
Vorfuß valgus/ plantarflektierter 1. Strahl (kompensiert durch Längsachse des Chopart-Gelenks	pl. 1.+5. MTK	Flexions-Kontrakturen der Kleinzehen	laterale Knieseite
Vorfuß valgus/plantarflektierter 1. Strahl (kompensiert durch STG-Supination und Chopart-Gelenk-Achsen)	pl. 1.; 4./5. MTK	Flexions-Kontrakturen der Kleinzehen	laterale Knieseite
Metatarsus primus elevatus	pl. 1./2. MTK	Hv dors. H limitus/rigidus	
Equinus bei Erwachsenen Hohes mediales Fußgewölbe	pl. 2. MTK	Hv; Dig.m.add.varus 4. + 5.	
Equinus bei Kindern	dors. 5. Zehe	Dig.m.add.varus 5.	
Beinlängenunterschiede	dors. + pl. deformierter Zehen	Hv ; Fuß-Pronation der längeren Beinseite, Fuß-Supination der kürzeren Beinseite, Digitus quintus varus („Schneiderballen")	Knie

Abkürzungen:
MTK: Metatarsalkopf (Mittelfußkopf)
dors.: dorsal
med.: medial (zur Mitte, nach innen)
Hv: Hallux valgus
pl.: plantar
Dig.m.: Digitus malleus (Hammerzehe)
add.varus: adductovarus (zur Körpermitte hin gedreht)

Muskulatur Fuß/Bein	Verstauchungen	Entzündungen	Exostose
	durch Inversion des Fußes	Schwielen-Entzündung bei Prädisposition (z. B. Diabetes)	Retrocalcanear (Haglund-Exostose)
erlastung		Schwielen-Entzündung bei Prädisposition (z. B. Diabetes)	
erlastung		Schwielen-Entzündung bei Prädisposition (z. B. Diabetes)	
erlastung		Schwielen-Entzündung bei Prädisposition (z. B. Diabetes) Sesamoiditis med.	
	durch Inversion des Fußes	Schwielen-Entzündung bei Prädisposition (z. B. Diabetes) Sesamoiditis med.	Retrocalcanear (Haglund-Exostose)
erlastung		Schwielen-Entzündung bei Prädisposition (z. B. Diabetes)	
erlastung		Schwielen-Entzündung bei Prädisposition (z. B. Diabetes) Plantarfasciitis	Calcaneussporn (Fersensporn)
erlastung		Osteochondritis: Os navicularis, -cuneiforme, Calcaneus	
		Schwielen-Entzündung bei Prädisposition (z. B. Diabetes) Plantarfasciitis	Calcaneussporn (Fersensporn)

Literatur

Weiterführende und ergänzende Themeninhalte mit Abbildungen finden sich in Band 3 der „*Theorie der medizinischen Fußbehandlung*“ – Podologische Biomechanik.

Leonard A. Levy und Vincent J. Hetherington: *Principles and practice of podiatric medicine*, Data Trace Publishing Company, Brooklandville, Maryland (2006)

Ronald L. Valmassy: *Clinical biomechanics of the lower extremities*, Mosby-Year Book Inc., St. Louis, Missouri (1996)

Antonio Viladot: *Pathologie de l´avant-pied*, Expansion Scientifique Française, Paris, ISBN 2-7046-1008-8 (1979)

Michael O. Seibel: *Foot function. A programmed text*, Williams & Wilkins, Baltimore/USA (1998)